Torrance Christopher Clark

PROJECT MASS

K + V Verlag

Torrance Christopher Clark

Project Mass

CIP-Titelaufnahme der deutschen Bibliothek:

Clark , Torrance Christopher:

Project Mass / Torrance Christopher Clark.
-Langen: K -und- V- Verl.,1990

ISBN 3-928063-07-3

ISBN 3-928063-07-3

Inhalt

ACHTUNG

Die im Buch besprochenen Themen sind lediglich zur allgemeinen Information gedacht und stellen keine ärztliche Beratung dar.

Der Autor stellt weder direkt noch indirekt irgentwelche Behauptungen auf medizinischem Gebiet auf.

Die Leser mögen einen qualifizierten Arzt aufsuchen , wenn die Situation die Inanspruchnahme medizinischer Dienstleistungen.

Wir bedanken uns bei all denen herzlichst die zu der Verwirklichung dieses Buches beigetragen haben.

K + V Verlag , Langen 1990

Vorwort

Lieber Leser

Nach langer, reiflicher Überlegung habe ich mich in diesem Jahr dazu entschlossen, ein weiteres Anabolikahandbuch zu schreiben.

Obwohl ich im ersten Buch ROIDS sehr vorsichtig war mit meinen Äußerungen, wurde meine Arbeit zwar beachtet, jedoch auch geschickt Übersehen. Nicht von den Sportlern, aber von den offiziellen

Stellen, hauptsächlich von Bodybuildingverbänden und deren Medienorganen, sprich den Fachzeitschriften. Obwohl ich in der übrigen Presse häufig Erwähnung fand, hielten sich die Fachzeitschriften gänzlich aus der Diskussion über mein Buch heraus. Alle Welt scheint meine Arbeit totschweigen zu wollen, obwohl sich auch namhafte Magazine - wie z.B. der Stern - der darin gebotenen Information zur Erstellung großer Artikel über Anabolika bedienten. Auf meine Anfrage bei der Sternredaktion, aus welchem Grund man mehrere Passagen aus meinem Buch abdruckte, ohne mich oder meinen damaligen Verleger um Erlaubnis zu fragen, teilte man mir mit, man habe das Buch auf dunklen Wegen erstanden. Dies ist totaler Unsinn, da das Buch zu dieser Zeit mit ISBN-Nummer schon fast ein ganzes Jahr im Buchhandel im Verkauf war. Auch in der Schweiz sorgte ich mit meiner Seminartournee für Schlagzeilen in der Sensationspresse. Aufgrund dieser Seminare bekam ich vom Schweizer Fernsehen eine Einladung zur Pilotsendung des Magazins MAX. Dort war ich ca. 10 Minuten auf Sendung und bekam neben einigen Morddrohungen ausschließlich gute Kritiken. Bei meinen Seminaren in Basel waren Sportler aus allen Landesteilen der Schweiz, Italiens und sogar Bodybuilder aus Deutschland zu Gast. Einige berichteten mir, daß ein sehr bekannter Arzt ostdeutscher Herkunft bei seinen Seminaren im Lande meine Arbeit als Schundliteratur bezeichnete. Auf meine persönliche telefonische Anfrage hin leugnete er, jemals eine negative Äußerung über mein Buch getan zu haben. Tatsächlich sei mein Buch gut, de fakto so gut, daß es eine Gefahr für den durchschnittlichen Sportler darstelle, ob der zu akkuraten Behandlung des Themenbereichs. Würde ich meine Äußerungen den Verbandsrichtlinien IFBB gemäß ändern, so könne er bei seinen Vorträgen mein Buch lobend erwähnen.

Nun, was würde es bedeuten meine Texte den Verbandsrichtlinien anzupassen? Schlicht und einfach legte man mir nahe zu lügen. Da es laut Aussage des erwähnten Arztes für die Verbände im Amateurbodybuilding keine Anabolika gibt, müßte ich die offizielle Anti-Steroidkampagne fortführen. Dies allerdings widerstrebt meiner Einstellung, da ich zwar Pro-Anabolika, in erster Linie aber Pro-Wahrheit bin. Ich bin nicht bereit, für einen eventuellen finanziellen Vorteil meiner Linie untreu zu werden.

Mittlerweile sehe ich mich gezwungen, wirklich offen über bislang verschwiegene Seiten des Bodybuildings zu sprechen. In Projekt Mass will ich noch genauer und detaillierter auf den Themenbereich Anabolika eingehen als in ROIDS.

EIN NEUES ANABOLIKA BUCH- WARUM?

Wie wir alle wissen wollen unsere Regierungen eine drogenfreie Gesellschaft. Drogen wie z.b Haschisch, Marihuana oder Kokain gelten als Vergnügungsdrogen. Vor ihnen wird ständig gewarnt. Auf der anderen Seite des Drehtisches steht Alkohol, der mehr Menschenleben kostete als die drei vorgenannten Drogen zusammen. Alkohol allerdings ist voll gesellschaftsfähig und überall akzeptiert. Wer in unserer Gesellschaft bei einer Party nicht wenigstens ein Gläschen drinkt, gilt als merkwürdiger Außenseiter.

Bodybuilder und andere Sportler benutzen Steroide, weil sie damit besser funktionieren, leistungsfähiger und belastbarer sind als ohne diese Mittel.

Die Antibabypille, ein kontrazeptives Steroid, ist eine Mischung aus beiden oben angeführten Kategorien. Auf der einen Seite funktionieren Frauen unter Einfluß der Pille besser, auf der anderen Seite ist die Pille eine Vergnügungsdroge weil durch sie Sex zum Vergnügen ohne Folgen wird. Tatsächlich hat die Pille Nebenwirkungen, die denen anaboler Steroide sehr ähnlich sind. Aber auch die Pille ist voll gesellschaftsfähig.

An diesen Beispielen will ich nur verdeutlichen, mit welcher Art von Doppelmoral wir tagtäglich leben, ohne uns dessen wirklich bewußt zu sein.

Zugegebenermaßen ist es sehr unfein, für den Gebrauch von Medikamenten zu sein. Für Sportler ist es geradezu tödlich. Dies alles nur wegen der von allen Seiten betriebenen Anti-Steroid-Kampagnen. Die gesellschaftlich akzeptierten Drogen wie Alkohol, Nikotin und Antibaby-Pille sind in ihrer Gefährlichkeit dokumentiert. Anabole Steroide hingegen haben in ihrer 50-jährigen Geschichte nur einen einzigen dokumentierten Todesfall verursacht. Im Vergleich zu den vielen tausenden Toten durch Alkohol jährlich erscheint die Anwendung von Anabolika durch Sportler geradezu ermutigend sicher.

WIE WIR ALLE BELOGEN WERDEN

Ich möchte hier Dan Duchaine, den Autor des Underground Steroid Handbooks, zitieren bezüglich der von offizieller Seite immer wieder verbreiteten Lügen über anabole Steroide.

Lüge Nr. 1

Anabole Steroide erhöhen nicht die sportliche Leistungsfähigkeit.

Falls Anabolika die Leistungsfähigkeit nicht erhöhen, warum dann die aufwendigen Dopingtests? Warum der ganze finanzielle Aufwand? Wir wissen alle, daß Anabolika wirken, also Schluß mit der Lüge.

Nebenbei bemerkt, wurde die Wirksamkeit in einer neueren Studie bewiesen. Dazu gleich mehr.

Lüge Nr. 2

Anable Steroide können tödlich wirken.

Falls man zur Auswahl hätte, entweder 100 Tabletten eines Anabolikums, oder 100 Tabletten Lasix, Kalium oder Aspirin nehmen zu müssen, so wäre das Anabolikum mit Sicherheit das einzige der vier Mittel, das sie nicht umbringen würde. Lasix und Kalium würde zum Herzstillstand führen, Aspirin würde ihren Magen zerstören. Das Anabolikum würde vielleicht eine Magenverstimmung oder ein leichtes Fieber verursachen.

Ich möchte nicht die Gefahren der Anbolika unter den Tisch kehren. Anabolka sind verschreibungspflichtige Medikamente und bergen Gefahren, aber Lebensgefahr durch Anabolika? Ich halte auch diese Behauptung für eine Lüge zur Einschüchterung der Massen.

Lüge Nr. 3

Man kann auch ohne Anabolika den gleichen Leistungsstand erreichen wie mit Anabolika, vorausgesetzt man trainiert länger und härter.

Die Ärzte Haupt und Rover haben schon 1984 bewiesen, daß Leistungssportler ohne Anabolika durch die körpereigene Ausschüttung von Kortikosteroiden unter intensiver Belastung an einer weiteren Leistungssteigerung gehindert werden. Das ausgeschüttete Kortison wirkt katabol und verhindert so einen Kraftzuwachs. In dieser Studie wurde schlüssig bewiesen, daß Anabolika Muskelmasse aufbauen.

Lüge Nr. 4 Sportler die bei einem Test negativ sind, sind dopingfrei

Wer dies behauptet, versucht den unwissenden Massen die heile Welt des Sports zu suggerieren. Durch die unnützen Kontrolle wird die gesammte Dopingszene dazu gebracht, immer raffiniertere Methoden zu erfinden um durch die Tests zu kommen. Durch diese Methoden wäre es sicher einfacher, die Dopingsünder durch eine Geschmacksprobe des Urins zu stellen als durch die Tests.

Lüge Nr. 5

Die großen BB-Zeitschriften und deren Macher (d.h.die Nährmittelhersteller!) sind entschiedene Anabolika-Gegner.

Dies ist schon aus ganz simplen wirtschaftlichen Gesichtspunkten nicht ganz richtig. Die BB-Zeitschriften sind die Sprachrohre der Nährmittelhersteller. In den Zeitschriften wird für Nahrungskonzentrate geworben. Um der Werbung Nachdruck zu verleihen, werden fast immer Top-Bodybuilder abgebildet, die den Eindruck erwecken sollen, daß die Produkte fantastisch wirken. Nun sieht es aber so aus, daß Bodybuilder, insbesondere Top-Bodybuilder in der Regel Anabolika benutzen. Anabolika machen gute Bodybuilder besser, bessere Bodybuilder verkaufen gute wie auch schlechte Nahrungskonzentrate besser als weniger gute Bodybuilder. Deswegen wird kein Nährmittelhersteller einen Bodybuilder in Topform aus seinen Inseraten verbannen, nur weil dieser mit Anabolika 'vollgepumpt' ist.

Bei vielen Gesprächen mit Bodybuilder und Powerliftern ist mir aufgefallen, daß diese Männer und Frauen kaum Nahrungskonzentrate benutzen sondern nur Anabolika.

Dies waren einige Bemerkungen, die ich schon lange loswerden wollte. Ich möchte mit meiner Arbeit die

Sportler dazu bringen, wieder selbst zu denken, wieder kritisch zu sein. Es kann nicht angehen, daß Bodybuilder einmal im Monat oder einmal alle zwei Monate für DM 6.50 am Kiosk für sich denken lassen und kritiklos alles schlucken, was ihnen an Lügen und Halbwahrheiten präsentiert wird.

Durch großangelegte Aktionen der Behörden gegen Anabolikaschmuggler und Händler sind momentan immer mehr offensichtlich gefälschte Medikamente auf dem Markt. Die guten Absichten der Behörden in allen Ehren, ist doch die Verfügbarkeit der Präparate keineswegs eingeschränkt. Lediglich ist es für Sportler fast unmöglich geworden, nicht gefälschte von gefälschten Mitteln zu unterscheiden. Es sind einfach zu wenige echte Präparate auf dem Markt, um Vergleiche anstellen zu können. So gesehen haben die Behörden mehr Schaden angerichtet als Gutes vollbracht.

Es stellt sich die Frage: sind alle gefäschten Steroide schlecht oder unrein? Generell: NEIN. Es gibt auch hier von Hersteller zu Hersteller große Unterschiede. Problematisch ist nur, daß es mittlerweile Kopien der besseren Kopien gibt. Diese Tatsache macht es für uns noch schwerer, die guten von den schlechten Mitteln zu unterscheiden. Verwirrung über Verwirrung. In einem der nächsten Kapitel werde ich versuchen, die guten ins Töpfchen und die schlechten ins Kröpfchen zu bringen.

BEVOR ES RICHTIG LOSGEHT

Ich bin mir im klaren darüber, daß ich mir mit diesem Buch wieder eine ganze Menge Feinde schaffen werde. Dennoch muß endlich gesagt werden, was ich zu sagen habe. Ich möchte hiermit lediglich den Anabolika-Gebrauch in einer realistischen Weise darzustellen. Ich werde weder in Bezug auf Dosierungen noch in Bezug auf Anwendungsweise und Dauer ein Blatt vor den Mund nehmen, ganz gleich, wie unbequem dies für irgendjemanden - mich selbst eingeschlossen - sein mag. Vor einigen Jahren hatten wir nur gegen das allgemeinem Desinterresse zu kämpfen. Heute kämpfen wir gegen eine fein aufgebaute Anti-Anabolikakampagne aus Ignoranz, Mißinformation und Lüge an. Übertreibung bezüglich der Steroide ist noch vertretbar, Lügen sind es nicht.

Über Jahre hinweg habe ich versucht, Ärzte zu finden, die mir in meinen Bemühungen hilfreich sein konnten - z.B. in der Bestimmung wirkungsvoller Anabolikadosierungen für Sportler. Das einzige, was ich herausfinden konnte war, daß keiner der befragten Ärzte mir helfen konnte, geschweige denn helfen wollte.

Überall kam die Standardantwort: Diese Medikamente sind doch schädlich, lassen Sie bitte die Finger davon. Diesen oder einen ähnlichen Satz hat sicherlich jeder Sportler schon einmal gehört.

Wahrscheinlich ist mancher betroffenen Sportler sehr enttäuscht ob des Unverständnisses seines Arztes. Allerdings glaube ich nicht, daß diese Sportler den gutgemeinten Rat ihrer Ärzte befolgen. Vielmehr ist anzunehmen, daß geschieht, was immer geschehen ist. Man geht nach Hause und injiziert und schluckt was immer auf dem Schwarzmarkt zu bekommen ist. Und wie immer, ohne ärztlichen Rat und Aufsicht. Selbst bei einfachen Laboruntersuchungen stellen sich viele Ärzte dank unserer Gesundheitsreform quer. Ohne Krankheitsanzeichen ist fast keine Blutuntersuchung zu bekommen. Im Klartext heißt das, daß man sich erst kaputt machen muß, bevor jemand nach dem Rechten schaut. Das nennt man dann präventive Medizin, oder habe ich da etwas falsch verstanden?

Die einzigen Menschen, die mir halfen, waren einige Freunde und Bekannte, die mir über ihre persönlichen Erfahrungen mit verschiedenen Anabolikapräparaten berichteten. Ich werde in diesem Buch über Experimente, Versuchsreihen mit einzelnen Mitteln oder mit Kombinationen von zwei und mehr Mittel ganz ausführlich berichten.

Dies wird mir mit Sicherheit wieder von allen möglichen Seiten als Anleitung zum Anabolikagebrauch ausgelegt werden, aber schon seit ich mit unserem Anliegen zum erstmals an die Öffentlichkeit getreten bin, mußte ich mit böswilliger, ungerechtfertigter Kritik leben. Sie werden sehen, daß wieder die am lautesten schreien, denen ich mit meiner Arbeit am härtesten auf den Zeh getreten bin - bzw. diejenigen, die am meisten zu verbergen haben.

Ich bin der Auffassung, daß irgendwer in irgendeiner Weise auf dem Gebiet der Sportpharmakologie Forschung betreiben muß. Da von den wirklich Verantwortlichen jeder lediglich mit den Schultern zuckt, sehe ich mich gezwungen, diese Arbeit in die eigenen Hände zu nehmen.

ALLGEMEINES ÜBER ANABOLIKA

Trotz aller Negativpropaganda gegen Anabolika nimmt kein Sportler heutzutage weniger Mittel als vorher. Ich glaube im Gegenteil, daß mehr leistungssteigernde Mittel genommen werden denn je. Ich glaube nicht nur, sondern ich muß sagen: Ich weis.

Ich übertreibe nicht, meine Informationen stammen aus zuverlässigen Quellen. Ich kann getrost behaupten, daß Dosierungen, die vor einigen Jahren als sehr hoch galten, heute allenfalls belächelt werden. Trotz der Steroidhysterie wissen leider immer noch die wenigsten Benutzer, wie man die Mittel optimal anwendet, noch wissen sie, wie man sich vor den eventuellen Gefahren schützt. Zudem werden die meisten Medikamente falsch eingeschätzt.

Es wird zu wenig nachgedacht.

Grundsätzlich wäre es großartig, wenn wir nie von Steroiden gehört hätten, und um dies klarzustellen, niemals mit irgendwelchen Drogen in Berührung gekommen wären. Doch, oh böse Welt, Drogen sind hier und werden es bleiben, leider, aber Anabolika auch. Und auch die Probleme, die sie für die Pro- und Contra-Lager aufwerfen. Ich persönlich kann nichts falsches am Gebrauch von Anabolika feststellen. Hier muß ich mit Dan Duchaine wieder einmal konform gehen: Ich finde Anabolika gut, genauso wie Aspirin oder Grippocaps. Ich habe Anabolika ge- und mißbraucht ohne Leber oder Nierenschäden, ohne hohen Blutdruck oder zu hohe Cholesterinwerte. Gerade Anfang August 90 ließ ich sämtliche Blutuntersuchungen machen, einschließlich Testosteron und Östrogen. Alles unter Einfluß von Testosteron, Primobolan, Deca-Durabolin und Dianabol-Tabletten. Alle Werte lagen in den zulässigen Toleranzbereichen. Auch Testosteron und Östrogen lagen zwar an der Obergrenze, doch immer noch im zulässigen Bereich, mein Cholesterinwert ist 193 mg/dl.

Wovon ich hier berichte, sind real-life Erfahrungen, keine kontrollierten Studien weil mit diesen sowieso niemandem geholfen wird.

Die meisten wissenschaftlichen Studien weisen gravierende Schwachpunkte auf:

1. Die Mittel wurden nicht in ausreichender Menge verabreicht.

2. Die Dosierungsintervalle waren zu lang bemessen.

3. Die Diätformen der Testpersonen waren weder dem Zweck angepasst noch kontrolliert oder überwacht.

Dies sind die Hauptpunkte, weswegen wir für unsere Belange diese großartigen, wissenschaftlichen Studien getrost vergessen können.

Immer wieder hört man, daß Steroide Krebs verursachen. Dafür gibt es nirgends stichhaltige Beweise, selbst Fachärzte zweifeln dies an. Sicherlich kann es passieren daß ein kranker Menschen noch kränker wird, falls man ihm eines der bekannt schädlicheren Medikamente in einer therapeutischen Dosis (bei Anadrol 50 sind das immerhin 2 bis 5 mg pro kg Körpergewicht) verabreicht. Genausogut kann die Person aber auch gesünder werden. Falls man Anabolika falsch anwendet, können sie sehr wohl schädlich sein. Aber, so glaube ich, können Anabolika auch gesundheitsfördernd wirken. Nun, wem soll man glauben schenken?

Es ist nicht immer ratsam, jemandem nur zu glauben, weil er einen Doktortitel trägt. Oftmals haben diese Herrschaften noch nie das Kapitel Sexualhormone und ihre Impfstoffe in ihrer roten Liste mit eigenen Augen gesehen.

Es wäre gut, wenn sie dieses Buch total unvoreingenommen lesen. Sicher, ich bin von den Vorteilen des Anabolikagebrauchs eher überzeugt als von den Nachteilen. Deshalb bitte ich Sie, sich nicht von meiner persönlichen Einstellung beeinflußen zu lassen. Unsere Gesellschaft hält es für OK, wenn Frauen kontrazeptive Steroide, die Pille, benutzen. Ich gehe so weit zu behaupten, daß sogar anabole Steroide manchen Frauen nicht schaden. Und ich bin Überzeugt davon, daß anabole Steroide den meisten Männern nicht schaden. Frauen haben hier einen schwereren Stand als Männer, weil es nur sehr wenige Medikamente gibt, die für sie keine zu starken Nebenwirkungen haben.

Sobald aus einem Hobbysport ein Wettkampfsport oder gar ein Beruf wird, ändert sich die Einstellung zum Sport grundlegend. Der Sieg im Wettkampf oder das Geld auf dem Konto bestimmen den Einsatz der zum Sieg notwendigen Mittel. Gesundheit, Moral und Ethik rangieren weit hinter dem Sieg. Gewinnen bedeutet alles. Natürlich gibt es Athleten, die auch ohne Anabolika in ihrer Sportart reussieren. Allerdings bedeutet ein negativer Testausgang nicht, daß der getestete Sportler niemals Anabolika eingenommen hat, sondern lediglich daß er oder sie sich nicht hat erwischen lassen. Anabolika sind die größte denkbare Hilfe für Menschen mit nur durchschnittlichen genetischen Voraussetzungen. Die große Wahrheit ist: Anabolika machen sie stärker, massiver und besser in ihrer Sportart und sie werden einen Großteil der erworbenen Muskelmasse auch nach Absetzen der Medikamente behalten. Vorausgesetzt natürlich, daß sie die Medikamente korrekt anwenden. Und korrekt absetzen, das sollte sich von selbst verstehen.

In diesem Buch werde ich versuchen, die neusten und fortschrittlichsten Entwicklungen in der Steroidanwendung darzustellen. Was Sie lesen ist das, was wir in unseren "Tests" herausgefunden haben: wir, die Versuchsratten. Wir, die nicht Lügen müssen, die ihnen nicht ein X für ein U verkaufen wollen, nur weil es eine übergeordnete Institution befiehlt.

Ich glaube, Sie sollten wissen, wie ein Medikament tatsächlich wirkt, nicht was im Beipackzettel zu lesen ist.

Dazu muß ich wiederholen:

ICH BIN KEIN ARZT. ICH GEBE KEINE ÄRZTLICHEN RATSCHLÄGE. ICH GEBE NUR ERFAHRUNGEN WEITER. UND ICH GEBE KEINE ANLEITUNG ZUM ANABOLIKAGEBRAUCH.

SIND STEROIDE GEFÄHRLICH?

Wie schon im ersten Buch ROIDS angedeutet, bezweifele ich in gewisser Weise, daß anabole Steroide auch nur annähernd so gefährlich sind wie die Medien behaupten. Die Reporter dieser Artikel verarbeiten wahrscheinlich alles, was sie irgendwo hören oder lesen, ohne gewissenhaft zu recherchieren, ohne die Tatsachen von Gerüchten zu trennen. Zumeist wird auch in renomierten Zeitungen die den Boulevardblättern eigene Sensationshascherei und Panikmache fortgeführt. Das Motto lautet: die Massen wollen Blut sehen, also gebt es ihnen. Hauptsache die Verkaufszahlen der Blätter steigen. Dies nimmt dann oftmals verhehrende Formen an. Wenn dann irgendwo auf der Welt ein Spitzensportler stirbt und es wird publik, daß er Anabolika eingenommen hat, dann wird der Tod des Athleten sofort auf seinen Anabolikakonsum zurückgeführt. Sicherlich ist Ihnen allen der Fall Birgit Dressel (?) bekannt. Der Tod dieser jungen

Sportlerin wurde Bundesweit von der Presse als Tod durch Anabolika dargestellt. Weitgehend außer Acht gelassen wurde jedoch, daß diese Sportlerin zeitweise zwischen 80 und 100 verschiedene Medikamente gleichzeitig einnahm. Anabole Steroide spielten dabei mit Sicherheit eine sehr untergeordnete Rolle. Neben Steroiden verschlang die junge Frau eine Unzahl von Aufputsch- und Beruhigungsmitteln, kombiniert mit Entwässerungsmitteln (Diuretika, z.B. Lasix), Kalium und generell allem, was einen positiven Effekt auf ihre Leistung haben hätte können. Der Fall Birgit Dressel war ein Spiel mit dem Feuer, der leider Gottes zu Gunsten des Feuers entschieden wurde.

Der schwarzen Peter allerdings wurde einzig und allein den anabolen Steroiden zugeschoben. Zwar glaube ich, daß Bodybuilder alles schießen, was durch eine 0,9 * 38 mm Kanüle paßt, aber lebensmüde ist keiner. Es gibt Verrückte, die sich einen lebenden Gorilla spritzen würden, falls es passende Spritzen gäbe, dann aber nur einen Gorilla einmal pro Woche und nicht gleich Brehms ganzes Tierleben.

Wie schon zuvor erwähnt können Anabolika gefährlich sein. Es bedarf lediglich eines gesunden Verstandes, die Gefahren richtig einzuschätzen. Die Gefahren der anabolen Steroide sind sicherlich schwerer zu erkennen als die eines Sprunges vom 10-Meter Turm in ein leeres Schwimmbecken. Keine Mißverständnisse in dieser Hinsicht.

Grundsätzlich müssen Frauen und Kinder mit mehr Problemen von Seiten dieser Medikamente rechnen. Auch für Teenager sind Steroide nicht zu empfehlen, da alle außer zwei Mitteln einen vorzeitigen Epiphysenverschluß der Knochen bewirken können. Das bedeutet, daß der/die Jugendliche dann nicht zur vollen Körpergröße heran wächst.

Auch kranke, schwache und untergewichtige Personen werden mit Anabolika Schwierigkeiten bekommen. Wenn Sie aber eine sportliche, gesunde Person ohne vererbte gesundheitliche Probleme sind, dann werden Ihnen auch Anabolika nicht sonderlich Schaden.

MEHR ALLGEMEINES ÜBER ANABOLE STEROIDE

Noch vor nicht allzu langer Zeit kannte niemand den Ausdruck Steroide. Dabei hat jeder, der schon einmal beim Arzt war, von Kortison gehört. Kortison ist ein Steroid, das im Körper entzündungshemmend und auch leider katabol (abbauend) wirkt. Die anderen beiden Steroide von denen jeder schon gehört hat heißen Testosteron und Östrogen. Testosteron ist das primäre männliche Hormon und wird in den Hoden produziert. Östrogen ist das primäre weibliche Hormon und wird bei Frauen in den Eierstöcken produziert. Männer und Frauen produzieren auch minimale Mengen der gegengeschlechtlichen Hormone. Diese primären Sexualhormone - Testosteron und Östrogen - bestimmen die körperlichen Sexualcharakteristiken. Ich hoffe, darauf nicht näher eingehen zu müssen, im Zweifelsfalle empfehle ich die altbewährte Spiegelanalyse. Nicht daß mir jemand auf die Idee kommt, darin den Grund für die in den Studios üblichen Spiegel gefunden zu haben.

Wenngleich auch viele Varianten dieser Hormone im Körper produziert werden, wollen wir uns doch zunächst mit Testosteron und Östrogen befassen. Beide Hormone sind starke Stoffwechselregulatoren. Teststeron gilt als nützliches Hormon für sportliche Betätigung. Es hilft dem Körper Muskelmasse auf- und Körperfett abzubauen. Auch Erholungsfähigkeit und Körperkraft werden gesteigert. Durch das mehr an Testosteron sind Männer in der Regel stärker als Frauen. Männlicher Schweiß riecht anders als weiblicher Schweiß. Männer haben öfter stärkere Akne als Frauen. Auch Haarausfall und Herzkrankheiten sind zumeist den vor Testosteron strotzenden Männern vorbehalten. So gesehen halten sich Vor- und Nachteile die Waage.

Anabole Steroide wurden von Wissenschaftlern entwickelt, um ein Medikament zur Hand zu haben, das zwar die Vorteile von Testosteron aufweist, bei dem jedoch dessen Nachteile so gering wie möglich auftreten. Wissenschaftler unterscheiden Steroide nach ihrer speziellen Charakteristik als androgene Steroide oder anabole Steroide. Diese werden dann dementsprechend eingesetzt.

DAS VERHÄLTNISS VON ANABOLER UND ANDROGENER WIRKUNG BEI STEROIDEN

Die logische Folgerung aus der Verwirrung um anabole und androgene Wirkung bei Steroiden ist die, daß zum Aufbau von Muskelmasse und Kraft eher ein anaboles Steroid als ein androgenes Steroid die Lösung darstellt. Diese Überlegung bedarf allerdings weiterer Gedankenspiele und natürlich einiger Erklärungen. Es ist nicht so einfach wie es aussieht. Die meisten stark androgenen Mittel sind auch gleichzeitig sehr stark anabol wirksam. Wieso werden dann diese starken Anabolika als androgene bezeichnet und entziehen sich somit unserer Beachtung?

Dazu muß erklärt werden wie die Einstufung der Mittel erfolgt.

Wie schon in ROIDS nehmen wir wieder Testosteron als Referenzmedikament. Jedes neuentwickelte Steroid wird mit Testosteron verglichen. Ist es schwächer androgen als Testo und gleichwertig anabol, dann wird es als anaboles Steroid eingestuft. Ist das Medikament genauso stark androgen wie Testo, jedoch nur geringfügig stärker anabol bezeichnet man es gleichermaßen als anaboles Steroid. Zu allem Überfluß hätten wir dann auch noch Medikamente, die weder so stark anabol noch so stark androgen Wirken wie Testo. Auch bei diesen Medikamenten entscheidet das Verhältnis von androgener zu anaboler Wirkung, als was sie letztendlich eingestuft werden, obwohl sie in keinem der beiden Testkriterien an das Referenzmedikament heranreichen. Auf der anderen Seite haben wir auch noch Medikamente, die um ein vielfaches stärker androgen als Testo wirken, aber auch um ein vielfaches anaboler wirken als Testosteron.

Leider reichen die meisten anabolen Steroide, die wir kennen und benutzen, weder in ihrer androgenen noch in ihrer anabolen Wirkung an Testosteron heran. Viele Anabolika, die zwar gut wirken in Bezug auf Muskelwachstum, jedoch Testosteron in ihrer Wirkung nicht übertreffen, werden als solche bezeichnet, nur weil sie keinen Haarausfall, Akne oder Simmlagenveränderungen verursachen. Bis zu diesem Punkt, ist meine Erklärung doch schon recht verwirrend, oder? Aber es geht noch weiter.

Viele Athleten benutzen starke Androgene in der Überzeugung anabole Steroide zu benutzen, nur weil diese auch sehr gut anabol wirken. Ein gutes Beispiel dafür sind die Medikamente Finajet oder Parabolan, die zwar als reine Androgene eingestuft sind, aber verblüffenderweise bei allen Athleten, die ich kenne, um ein vielfaches besser anabol wirken als ein reines Anabolikum wie z.B. Primobolan oder Stromba etc. Auch Anadrol 50 oder Dianabol fallen in diese Klasse.

Hierin ist ein wesentlicher Grund für den schlechten Ruf der Anabolika zu sehen. Athleten benutzten stark androgene Mittel, die reichlichst negative Nebenwirkungen hatten. In der Presse wurden diese Androgen dann als Anabolika bezeichnet, und mit einem Schlag wurden alle Anabolika als gefährliche, gar todbringende Drogen von einschlägig uninformierten Journalisten zerrissen. Und nun müssen wir mit dem schwarzen Peter leben. Alle Anabolika sind Abkömmlinge von Teststeron und sind somit gefährlich; aber es gibt mehrere Medikamente, wohlgemerkt anabole Steroide, die aus weiblichen Hormonen wie Östrogen oder Progesteron synthetisiert werden. Wo stehen wir jetzt? .

In unserer Welt gibt es noch viele verdrehte Logiken. Kennen Sie den Unterschied zwische Morphium und Aspirin? Rein anwendungstechnisch gesehen gibt es keinen Unterschied. Beides sind Schmerzmittel. Und dann schauen Sie sich einmal in der alltäglichen REAL World um.

REAL WORLD -Tatsachen über Steroide.

Ob es Morphiumabhängige gibt? Ich würde sagen, eine ganze Menge. Auf der anderen Seite, wieviel Aspirinabhängige gibt es? Wohl keine. Man kann also nicht undifferenziert behaupten, Schmerzmittel seien gefährlich. Einige sind es, andere nicht. Kennt man die Details im speziellen Fall nicht, kann man sich kein Urteil erlauben. Die Medien sind zumeist nicht an Details interessiert, sondern an Verkaufszahlen. Ganz gleich, ob Sie Steroide benutzen oder nicht, sollte Ihre Entscheidung von analytischem, rationalen Denken beeinflußt sein und nicht nur aus irgendeinem guten Gefühl heraus getroffen werden.

Die Diskussion um anabol/androgen bedarf zudem einer näherer Betrachtung. Auch vorwiegend anabole Steroide besitzen eine gewisse Restandrogenität. Wenn man nun diese stark anabolen Steroide in großen Mengen einnimmt,so steigt auch der eingenommene Anteil androgener Substanz.

Dadurch wirken dann auch die vermeintlich reinen Anabolika stark androgen.Nebenwirkungen wie Haarausfall und dergleichen treten dann genauso auf, als würde man ein androgenes Steroid benutzen.

Auch wenn das benutzte Steroid in seiner anabol/androgenen Wirkung schwächer als das Referenzmedikament Testosteron ist.

Hier wieder, wie schon in ROIDS, einige Wahrheiten über Anabolika.

1.) Je mehr Anabolika sie einnehmen, um so mehr werden sie wachsen, falls Training und Ernährung stimmen.

2.) Manche Steroide wirken besser als andere.

3.)Orale Mittel sind schädlicher für die Leber als injizierbare Steroide.

4,)Je unschädlicher ein orales Steroid für die Leber ist , umso weniger Wachstum wird es bringen.

5.)Es gibt kein zuviel, wenn man von Anabolikadosierungen spricht. Zuviel für den Einen, kann zuwenig für den Nächsten sein.

6,)Ein zu viel kann man höchsten auf ihren Gesundheitszustand beziehen, nicht auf eine bestimmte Dosierung. So lange die Gesundheit nicht leidet, ist keine Dosierung als zu hoch zu bezeichnen.Bis sich die Wissenschaft daran macht, optimale Dosierungen für sportliche Aktivitäten festzulegen, ist das einzige Maß für die Dosierungshöhe ihr eigener Gesundheitszustand.

7.)Alle Sportler die ich persönlich kenne die Megadosen von Steroiden eingenommen haben,sind weder krank, noch sind sie gestorben.

8.)Machen sie nichts, nur weil es ein Anderer auch getan hat, in Bezug auf ihren Anabolika-Konsum.

Diese Regeln habe ich nicht entwickelt. Sie sind vielmehr das, was sich über die Jahre mehr oder weniger als Wahrheit heraus kristalisiert hat. Sie repräsentieren nicht unbedingt meine persönliche Meinung. Vielmehr repräsentieren sie die Meinung der meisten Athleten, die Anabolika benutzen oder benutzt haben

Leider tragen viele Anabolikakonsumenten ihrer Gesundheit nicht genügend Rechnung. Daran hat sich auch nach wie vor nichts geändert. Anabolikatests hin, Anabolikatests her. Oder gerade deswegen.Durch die Tests sind viele gezwungen, ihre Gesundheit stärker zu gefährden als vor Einführung der Tests. Leistungssportler werden dazu veranlaßt, russisches Roulette mit ihrer Gesundheit zu spielen um an die Spitze zu gelangen oder dort zu bleiben.Gerade deswegen sollten wir alle möglichen Sicherheits-Vorkehrungen treffen.

Ich war zwar immer der Auffassung,daß mit der ganzen Materie zu konservativ behandelt wird,aber was momentan vor sich geht, zwingt mich dazu,daß ich diesen Punkt gelegentlich neu überdenken werde.

WIE STEROIDE WIRKEN

Der Körper besteht aus vielen millionen Zellen. Alle haben unterschiedlich Funktionen und wachsen unterschiedlich schnell. Da wir nur auf Muskelmasse und Kraft aus sind, wollen wir uns auch nur mit ihnen und ihrer Funktion befassen. Steroide sind komplexe Moleküle die als Nachrichtenträger, sogenannten Messenger im Blut umher treiben.Sie geben den Muskelzellen den Befehl,entweder mehr Eiweiß (Muskelmasse) anzubauen, oder mehr Kreatinphosphat (Kraftzuwachs) zu produzieren. Hierbei kommt es auf den Typ des verwendeten Steroids an.Die aktiven Messenger treiben in freier Form im Blut, sind also nicht an ein Bluteiweiß gebunden.Inaktive Messenger sind an sogenannte androgenbindende Globuline gebunden und sind somit nicht mehr Zellaktiv.In einer Muskelzelle, genauer, in dem Aminosäurepool um den Zellkern, schwimmen Millionen winzige Steroidrezeptoren. An sie binden sich Steroide, natürliche wie auch künstliche und weden mit ihnen in en Zellkern getragen um ihre Arbeit zu verrichten. Je mehr freie Steroide im Blut vorhanden sind, umso mehr können sich an die Steroidrezeptoren binden.Einige Steroide binden sich sehr stark an die ABGs (androgenbindende Globuline).Meistens sind über 90% der Steroide im Blut an ABGs gebunden. Es gibt auch Steroide die sich nicht an ABGs binden und somit immer in freier Form im Blut vorliegen. Andere Steroide binden sich so fest an die ABGs, daß andere Steroide nicht mehr gebunden werden können oder sogar durch sie von den Globulinen verdrängt werden und dann wieder in freier Form ins Blut gelangen.

Aber es ist nicht nur entscheident, wieviel freie Steroide im Blut vorliegen, sondern auch ob Steroidmolekül und Steroidrezeptor zusammenpassen.Sie müßen zueinander passen wie ein M8 Schraube und eine M8 Mutter.Ist das nicht der Fall,hat man schlechte Karten. Manche Menschen haben zudem mehr Rezeptoren als andere, ein genetischer Vorteil. Sind die vorhandenen Rezeptoren zu stark beansprucht, schalten sie ab. Auch gibt es Hinweise darauf, daß jüngere Menschen andere Rezeptoren haben als ältere Menschen. Es scheint Individuen mit extrem empfindlichen Rezeptoren zu geben.

Bei ihnen wirken auch Mittel,die bei 90% der übrigen Sportler kaum Wirkung

zeigen. Beispiel: Stromba. Über die letzten beiden Jahre habe ich viele jüngere Bodybuilder beobachtet, die sogar mit lediglich 50 mg Stromba gute Erfolge erzielt haben.

Leider gibt es trotz aller Erkenntnisse noch kein perfektes Anabolikum. Die wenigen Anabolika, die sich nicht an ABGs binden, haben leider eine geringe Rezeptorenaffinität. Übertragen auf unsere Schraube/Mutter-Aanalogie bedeutet das, eine M8 Schraube mit einer M10 Mutter verbinden zu wollen:

recht hoffnungslos. Die anderen Anabolika, die eine bessere Rezeptorenaffinität besitzen, wirken sehr schwach und blockieren zumeist die Rezeptoren für wirksamere Mittel.

Lassen sie mich nun auf die spezifischen Nachrichten zurückkommen, die die Steroide den Zellen übermitteln. Grundsätzlich sprechen Steroide nicht nur Muskelzellen an. Auch Talgdrüsen, Haut, Haarwurzeln, Blutzellen und Gehirn werden durch sie angeregt. Darauf kommen wir später zurück.

Interessant in unserem Zusammenhang sind zwei Dinge, die durch die Anabolika induziert werden: Proteinsynthese und Kreatinphosphatsynthese. Die Proteinsynthese, d.h. der Eiweißaufbau, ist der für uns wichtigste Aspekt. Verbesserte Proteinsynthese bedeutet größeres Muskelvolumen und verbesserte Erholungsfähigkeit. Steroide verbessern auch die Kreatinphosphat-Synthese. Damit eine Muskelzelle Leistung erbringen kann, braucht sie Energie. Die für die Zelle verwertbare Energieform heißt ATP (Adenosin-Triphosphat). ATP wird bei der Energiebereitstellung zu ADP, Adenosin-Diphosphat abgebaut. Aus diesem Abbauprozeß stammt die Energie, die den Muskel dann bewegt. Dies klingt zwar sehr einfach, beinhaltet aber eine Vielzahl von chemischen Prozessen. Zwar interresant, würde es doch den Rahmen des Buches sprengen, alle chemischen Prozesse von der Nahrungsaufnahme bis zur Bereitstellung von ATP in der Muskelzelle zu erklären. Einfach ausgedrückt, Kreatinphosphat ist ein Zwischenprodukt bei der Energiebereitstellung in der Muskelzelle. Hohe CP-Werte (Kreatinphosphatwerte) sorgen für hohe ATP-Werte. Hohe ATP-Werte bedeuten mehr Kraft, jedoch nicht unbedingt mehr Masse der Muskeln. Diese Schritte stehen im direkten Verhältniss zu einander, das Eine ergibt das Andere. Steroide lassen die Muskeln auch mehr Kohlenhydrate und Flüssigkeit speichern. Beide Faktoren erhöhen Kraft und Muskelmasse. Steroide erhöhen die Aufnahmefähigkeit der Zellen für Aminosäuren ohne die sonst notwendige Insulin-Ausschüttung. Ist die Insulinausschüttung vermindert, so werden weniger Kohlenhydrate in die vorhandenen Fettzellen aufgenommen. Von Fettzellen aufgenommene KH werden dort zunächst zu Glycerin und schließlich zu Triglyzeriden umgewandelt. Das Endresultat ist dann eine schöne, pralle Fettzelle. Je weniger Insulin freigesetzt wird, umso besser.

Wenn gleich Insulin auch ein sehr stark anaboles Hormon ist, kann man davon vor allem wunderbar fett werden.

Nachdem das Steroidmolekül an der Zellmembran seine Nachricht übermittelt hat, wird es vom Blutkreislauf weitergetragen um an weiteren Zellen zu wirken, bis es in seine Metaboliten abgebaut wird und zusammen mit anderen Abfallrodukten im Urin ausgeschieden wird. Einige Mittel werden in andere Steroide umgewandelt, bevor sie sich mit den Steroidrezeptoren verbinden können. Zum Beispiel wird Teststeron in Dihydrotestosteron umgewandelt. DHT bindet sich einfacher als Testosteron an die Rezeptoren in Muskelzellen, Talgdrüsen und Haarwurzel. Auch andere Steroide können zu DHT umgewandelt werden. Noch ist nicht sicher, ob DHT tatsächlich anaboler wirkt als Testosteron, die Gelehrten streiten sich immer noch. Steroide können auch in Östrogen umgewandelt werden. Diesen Prozeß nennt man Aromatisierung. Da sich Östrogen und Testosteronmolekül im Aufbau sehr gleichen, ist dieser Prozeß für den Körper nicht sehr schwierig.

Einige Steroide, die eine sehr schlechte Rezeptoreaffinität, dh. Aufnahmefähigkeit am Steroidrezeptor aufweisen, werden sogar in ihre ursprünglichen Form im Urin ausgeschieden.

Die angesprochene Aromatisierung der Steroide fällt unter die nicht erstrebenswerten Auswirkungen, doch dazu mehr später. Ein Teil der abgebauten Metaboliten wirkt sehr schwach anabol, er wird binnen weniger Tage vom Körper ausgeschieden. Auf der anderen Seite entstehen auch Metoboliten die keinerlei Aktivität aufweisen, aber für einige Monate im Körper verweilen und dann beim Test nachgewiesen werden können, siehe Deca-Durabolin.

Das erste schwach wirksame Testosteron wurde in den 30er Jahren aus Unmengen Hunde-Urin gewonnen und dann zu Testzwecken anderen Tieren verabreicht. Sicherlich kein Mittel um das man sich geschlagen hätte. In unserer Zeit wird Testostron aus einer Pflanze gewonnen, der mexikanischen Sasparillapflanze (so gesehen könnten sich auch Vegetarier damit anfreunden).

Dieses Kapitel war das wohl anstrengendste des ganzen Buches. Ob der Vielfalt der Details empfiehlt es sich das Kapitel ein paar mal zu lesen (ganz im Vertrauen, ich mußte es selbst ein paar mal lesen, um heraus zu finden, ob alles OK ist).

Im nächsten Kapitel geht der Spaß richtig los, also dann.

DIE VERSCHIEDENEN FORMEN DER STEROIDE

Anabol/androgene Steroide werden in allen möglichen und auch unmöglichen Formen d.h. Darreichungsformen hergestellt. Neben den üblichen Injektionen und Tabletten, die allseits bekannt sind, werden noch viele, zum Teil seltsame Verabreichungsformen angeboten. Hier wären zu nennen: Suppositorien, Hautpflaster, DHT-Salben und - ganz raffiniert - ein Testosteron-Implant. Auch die Suppositorien stellen eine interessante Alternative zu Spritzen und Tabletten dar, wenn auch nicht für jedermann. Zur Zeit gibt es nur ein Testosteronzäpfchen. Diese Einahmeform ergibt wie bei Buccaltabletten, eine höhere Bioverfügbarkeit des Mittels. Sicher würden sich Decadurabolin oder Dianabolsuppositorien schnell großer Beliebtheit erfreuen. Wollen wir abwarten, was sich nach Verbreitung dieses Buches so alles auf dem (Schwarz)Markt tut.

Orale Anabolika wurden chemisch so aufgearbeitet, daß sie auf ihrem Weg durch den Verdauungstrakt nicht abgebaut werden. Sie werden durch ein zusätzliches Kohlenstoffatom an Position 17 ihres Kohlenstoffatomgerüstes vor dem vorzeitigen Abbau geschützt. Dieses zusätzliche Atom steht in Alphastellung zum Steroidgerüst. Eine Verlagerung des Atoms in die ebenfalls möglichen Betaposition der Steroidstruktur würde zwar die Leberschädlichkeit vermindern, aber auch die Wirksamkeit des Medikamentes entscheidend beeinflußen.

Aus diesem Grund sind auch alle außer drei kommerziellen Steroiden sogenannte 17-Alpha-alkylierte Steroide. Wenngleich auch die 17-Alpha-Alkylierung der Steroide einen guten Schutz darstellt, wird doch ein kleiner Teil des Medikamentes in Magen und Darm zerstört. Deswegen produzieren viele Untergrundlabors injizierbare Formen oraler Steroide. Mitunter findet man auch in der Tiermedizin injizierbare Formen oraler Steroide.

Die Abwandlung des Steroidmoleküls ist der Grund dafür, daß die Leber zusätzlichem Stress ausgesetzt ist. In Extremfällen kann es auch zu Leberschädigungen führen. Bei geringen Dosierungen sind Blutwerte wie HDL und alkalische Phosphatase nur gering beeinträchtigt. Bei höherer Dosierung können alle

Laborwerte sehr pathologisch ausfallen. Seltsamerweise entwickeln Sportler mit selbst extremen Abweichungen keine Krankheitssymtome, sondern wirken immer kerngesund. Keine Anzeichen von Gelbsucht, auch zumeist keine Lebervergrößerung. Noch erstaunlicher ist die Tatsache, daß sich die Leberfunktionen nach Absetzen der Medikamente binnen kürzester Zeit wieder normalisieren. Das deutet darauf hin, daß unsere Leber außerordentlich belastbar ist. In Analogie hierzu sollten Sie Überlegen, wieviele Frauen und Männer sie kennen, die tagtäglich reichlich dem Alkohol zusprechen und dennoch keine Probleme mit ihrer Leber bekommen.

Tatsächlich sieht es doch so aus, daß 8 von 10 Alkoholikern an irgendwelchen Erkrankungen sterben und nicht am Versagen ihrer Leber. Während meiner Zeit als Sanitäter beim DRK traf ich zwangsläufig einige Alkoholiker deren Lebenserwartung nur noch wenige Monate betragen sollte. Auch bei ihnen regenerierte sich die vorliegende Fett- oder Schrumpfleber soweit, daß sogar diese Leute, sofern sie nicht rückfällig wurden, ein ganz normales Leben führen konnten. Soweit Theorie und Fakten zur Leistungs- und Regenerationsfähigkeit unserer Leber.

Zurück zu den Steroiden. Nicht alle orale Anabolika sind gleich schädlich. Einige sind erwiesenermaßen sehr giftig, andere wiederum sind sehr sicher und unschädlich. Viele Athleten haben hierin mehr Erfahrung als die meisten Ärzte.

Die meisten Steroide haben eine Halbwertzeit von ca. 8 Stunden. Den Begriff Halbwertzeit habe ich in ROIDS ausführlich erklärt. Noch einmal kurz, für alle die ROIDS noch nicht gelesen haben: die Halbwertzeit T1/2 beschreibt die Zeitspanne, die der Körper benötigt, um die Hälfte einer gegebenen Dosis eines Medikamentes abzubauen. Es gibt ein paar Steroide die eine T1/2 von bis zu 24 Stunden aufweisen. Steroide werden im Normalfall in ein oder zwei gleichen Dosen eingenommen. Die üblichen Medikamente werden einfach geschluckt. Ein oder zwei Präparate sind zur sublingualen Verabreichung (d.h. zergehenlassen der Tablette unter der Zunge) vorgesehen. Auf diesem Weg wird der Abbauprozeß der Medikamente im Magen-Darmtrakt umgangen. Manche Medikamente haben eine bis zu 50% höhere Wirksamkeit. Somit muß man nur die Hälfte der sonst üblichen Dosis einnehmen. Leider gibt es nur sehr wenige Medikamente die so gebaut sind, daß das Zergehenlassen unter der Zunge einen Vorteil bringt. Die dafür geeigneten Mittel sind mit einem Buccalaufdruck versehen. Die einzigen mir bekannten Mittel zur sublingualen Einnahme sind eine Primobolantablette zu 50 mg französischer Herkunft und eine 50 mg-Oxytosanatablette mexikanischen Ursprungs. Die Letztere hat sogar einen angenehmen Pfefferminzgeschmack - so angenehm allerdings, daß es schon suspekt erscheint.

DIE VERPACKUNGSFORMEN

Nun zu den Verpackungsformen der Anabolika. In Deutschland werden in den letzten Jahren die Mittel in Glasröhrchen zu 25, 50 und 60 Tabletten verkauft. Das einzige mir bekannte Mittel das noch in Päckchen zu 100 Tabletten verkauft wird, heißen Plenastril, das deutsche Äquivalent zu Anadrol 50 oder den spanischen Oxytosana-Tabletten.

Im europäischen Ausland werden die Tabletten in Streifen zu je 10 Tabletten, 3 pro Schachtel geliefert. Bei den Streifen handelt es sich um Kunststoff/Aluminiumfolie-Kombinationen.

Die Glasbehälter deutscher Herkunft neueren Datums haben nicht mehr den üblichen Plastikverschluß, sondern sind mit einem wiederverwendbaren Verschluß versehen, den man zunächst aufreißen muß. Somit ist ein Fälschen des Packungsinhaltes nicht mehr möglich.

Injizierbare Steroide werden immer in den Muskel injiziert. Obwohl immer wieder darauf hingewiesen wird, gibt es immer noch den einen oder anderen Spezialisten, der sich die öligen Lösungen in die Vene verabreichen will. All jenen möchte ich kurz erklären, was bei einer iv-Injektion einer öligen Lösung im Körper geschieht. Die öligen Lösungen werden mit dem Blutstrom zu den Lungen gebracht. Dort werden kleinste Blutgefäße verstopft, was zu akuter Atemnot, vergleichbar etwa mit einem schweren Astmaanfall, führt. Dies ist eine spezielle Form der Lungenembolie: eine meist tödliche Angelegenheit.

Ist die injizierte Menge groß genug, werden auch noch Blutgefäße im Gehirn verstopft, was sich dann in einer Gehirnembolie ausdrückt. Dies alles geschieht in Minutenbruchteilen, also vorher an das Testament denken.

Nach diesem kleinen Ausflug in die möglichen Konsequenzen einer falschen Injektion zurück zu den Medikamenten.

Das verwendete Öl für injizierbare Steroide ist Sesamöl. Man nimmt selbiges, weil es die wenigsten allergischen Reaktionen hervorruft. Es wird auch Baumwollsamenöl verwendet, weil es billiger ist. Die beiden Ölsorten sind durch den leicht süßlichen Geruch des Sesamöls gut auseinanderzuhalten. Außerdem ist die verwendete Ölsorte aus der Packunsbeilage zu ersehen, falls vorhanden. Steroide lösen sich nicht gut weder in Öl noch in Wasser. Ölige Lösungen enthalten allerdings bis zu 250 mg/ml. Das einzige vollständig in Wasser gelöste Steroid, Esiclene, gibt es lediglich in einer Konzentration von 2,5 mg/ml. Um in Wasser gelöst zu werden, müßen die Steroide zu einer Kristallgröße von 0.1 bis 0.25 mm gemahlen werden. Größere Kristalle würden die meisten Injektionsnadeln verstopfen. Wassergelöste Steroide müssen vor dem Aufziehen in die Spritze gut aufgeschüttelt werden.

Es ist billiger und einfacher ein Steroid auf Ölbasis herzustellen. Die Steroidpulver müßen mit einem aufwendigen Luftmörser gemahlen werden, damit sie nicht ihre Wirksamkeit verlieren. Steroide sind sehr wärmeempfindlich. Bei Temperaturen über 40 bis 45° C verlieren sie ihre Wirksamkeit. Wassergelöste Steroide sind nicht mehr üblich, weil die sterile Herstellung der wässrigen Lösung schwieriger ist.

Obwohl viele Athleten täglich Steroide spritzen, ist die Zahl der entzündeten Hinterteile denkbar gering. Sportler, die Probleme mit ihrem Sitzfleisch bekamen, erfuhren dies zumeist bei der Anwendung von wassergelösten Steroiden, z.B. Stromba.

Durch tägliche Strombainjektionen war es mir persönlich über Wochen und Monate nicht möglich, mich schnell und überall hinzusetzen oder zu legen.

Generell gelten Injektionen als weniger schädlich als Tabletten. Den Injektionslösungen werden verschiedene Zusätze beigemengt, um ihre Wirkungsdauer im Körper zu verlängern. Die Dissolutions(Lösungs)geschwindigkeit bestimmt die Wirkungsdauer im Körper. Grundsätzlich besteht der Trick darin, das Medikament schwerer abbaubar zu machen. Durch versehentliche Injektion eines wasser- oder ölgelösten Steroids in Fett oder Narbengewebe kann es geschehen, daß selbst wassergelöste Mittel bei einem Dopingtest noch viele Wochen nach dem Absetzen nachgewiesen werden können.

Im Blutkreislauf erscheint das Medikament als reines Steroid, ohne jegliche Zusätze. In Deutschland sind nur Propionat- und Önanthatzusätze üblich. Bis vor einigen Jahrenwar noch ein Nikotinatzusatz im Handel. Dieses Mittel, Testosteronnikotinat ist nicht mehr in deutschen Apotheken erhältlich. In den USA gibt es außerdem noch Testosteron mit Cypionatzusatz. Jeder Zusatz verändert lediglich die Absorbtionsgeschwindigkeit im Körper, sobald das Mittel im Kreislauf ist, ist es einfach nur der freie Ausgangsstoff.

Um auf die Sicherheit bzw. Unschädlichkeit der injizierbaren Anabolika zurück zu kommen: injizierbare Steroide sind zwar für die Leber unschädlicher als orale Mittel, greifen aber die Nieren stärker an. Manche Präparate sind auch einfach injizierbare Formen von oralen Steroiden. Natürlich ist auch das sicherste injizierbare Anabolikum nicht mehr sicher, wenn die Dosis zu hoch ist. Außerdem ist ein Anabolikum, das für Männer akzeptabel ist, oftmals für Frauen gänzlich ungeeignet.

DieVerpackungsformen injizierbarer Steroide sind in Deutschland nicht sehr verwirrend. Bei uns gibt es lediglich hermetisch verschweißte Glasampullen zu je 1 ml Inhalt.

In Frankreich sind auch 2 ml-Ampullen im Handel. Sie werden bei Medikamenten wie Parabolan und Trophobolen verwendet.

Die 2 ml-Ampullen sind aus stärkerem Glas als die 1 ml Ampullen. Sie müssen mit einer handelsüblichen Ampullensäge, die den Ampullem meistens beigelegt ist, vor dem Öffnen eingekerbt werden. Die 1 ml-Ampullen können problemlos aufgebrochen werden. (Dennoch Vorsicht! Vorsichtshalber lieber Ampullensäge benutzen.)

Außerdem sind fertige Spritzampullen im Handel, die vor der Injektion zusammengeschraubt werden müßen.

Das Unangenehme an den Fertigspritzen ist die Tatsache, daß sie ausschließlich mit gigantischen, nicht sehr scharfen Kanülen versehen sind. Das macht das ganze Spiel doppelt schmerzhaft, und außerdem empfiehlt es sich, viel Pflaster bereitzuhalten, da es nämlich ganz ordentlich bluten kann. Über solche Unannehmlichkeiten können auch die formschönen Glasspritzen nicht hinwegtäuschen.

In den USA werden anabole Steroide in Mehrfach-Ampullen zu 2 ml und 10 ml angeboten. Anabolika aus der Tiermedizin kommen in Flaschen zu 30 ml, 50 ml und sogar 100 ml in den Handel. Die 30 ml- und 50 ml- Flaschen sind auch in Europa gängig. Auch 10 ml-Flaschen sind bei Tierarzeneien in Deutschland gebräuchlich. Mehrfachampullen werden von deutschen Arzeneimittelherstellern nicht verwendet, weil durch das mehrfache Durchstechens des Gummiverschlußes mit der Spritze der Inhalt unsteril werden könnte.

Diese Mehrfachampullen werden von allen Fälscherwerkstätten mit Vorliebe hergestellt. Sie sind das Herzstück jedes gediegenen Schwarzhändlers. Mit unterschiedlichen Etiketten versehen, kann den Kunden alles nur Denkbare verkauft werden. Man kann aber trotzdem feststellen, ob die gekaufte Medizin aus einem Labor oder einem Badezimmer kommt.

Die von Hand verschlossenen Aluminium-Verschlußkappen lassen sich manchmal ohne große Mühe mitsamt des Gummiverschlußes aus der Flasche herausziehen.

Früher wurden hauptsächlich Steroide aus deutscher bzw. europäischer Produktion verwendet. Mittlerweile tauchen immer öfter Medikamente aus mexikanischer und amerikanischer Produktion auf. Als Hersteller wird eine Firma namens Pharmaceuticals Internacional angegeben. Der Sitz der Firma war bis vor etwa 3 Jahren Tijuana/Mexiko. Seit die amerikanischen Behörden den Schmugglern und den Herstellern immer stärkere Schwierigkeiten bereiten, hat die Firma ihren Sitz an eine mir nicht bekannten Ort verlegt. Diese und andere mexikanische Firmen warben für ihre Produkte, in dem sie Flugblätter an alle bekannten Studios in den USA verschickten. Sogar in den Zeitungen von z.B. San Diego oder Los Angeles waren Werbeanzeigen dieser Firmen zu finden.

Diese Firmen brachten auch einen Großteil der Designer-Steroide auf den Markt. Die unter Namen wie Bolasteron, Dihydrolone, Nor-Diethlyn, Hexalon und dergleichen verkauften Produkte waren zumeist nur Mischungen handelsüblicher Steroide. Alle mit DDR-Label versehenen 30 ml Flaschen stammten urspüglich aus einem Labor in San Jose. Nachdem dieses Labor geschlossen wurde, übernahmen die Mexikaner die Produktion und die Entwicklung weiterer Spezialitäten. Leider wurden diese Mittel immer schlechter, weil sich die Zusammensetzung von Serie zu Serie änderte.

Die momentan erhältlichen 2 ml-Flaschen mit injizierbarem Anadrol und Anavar scheinen guter Qualität zu sein. Ich bin sicher, daß nach Erscheinen dieses Buches auch andere Designer-Steroide wieder auf dem Markt ihre Runde machen. Falls diese dann von einem guten Labor Stammen, können sich die Bodybuilder hierzulande wieder freuen. Ich werde darüber berichten.

Leider kauft hier in Deutschland fast jeder alles, was als Anbolika angeboten wird. Für den Normalsportler ist es fast unmöglich, Falsches von Echtem zu unterscheiden. Auch ich kann nicht über alles auf dem Laufenden bleiben, leider.

Bevor ich die Medikamente im einzelnen beschreibe, möchte ich das Thema Bluttests ausführlich behandeln. Den in ROIDS beschriebenen Index der Steroide lassen wir dieses mal außer acht. Es ist sowieso nicht möglich, anhand des Indexes ein gutes von einem schlechten Steroid zu unterscheiden. Also, vergeßt den Index, experimentiert selbst oder glaubt, was ich schreibe.

Ich werde jedes gebräuchliche Steroid und einige Designer-Steroide nach ihren Stärken und Schwächen beschreiben. Doch zunächst einmal betrachten wir uns die Blutests.

In ROIDS habe ich, aus Mangel an Wissen und Erfahrung, das Kapitel Bluttests kurz gehalten. Diesen Fehler hoffe ich damit wieder auszubügeln. Vieleicht kann ich Ihnen damit weiterhelfen, ich hoffe es zumindest.

DIE BLUTTESTS

Falls Sie zu den glücklichen gehören, die ihre Steroide von einem Arzt verschrieben bekommen, dann ist anzunehmen, daß dieser auch verschiedene Bluttests durchführen wird. Leider werden die meisten Steriode auf dem Schwarzmarkt beschafft. Trotzdem ist es zu empfehlen, die Gesundheit nicht zu gefährden. Aus diesem Grund sollten sie einen Arzt finden, der Sie trotz ihres Anabolika-Konsums als Patient behandelt. Meistens wird man von den Ärzten nicht mehr als Patient für voll genommen, wenn man offenbart, daß man Anabolika benutzt oder es vor hat.

Hat man dann doch das Glück, einen hilfreichen Arzt gefunden zu haben, kann es vorkommen, daß die durchgeführten Tests mißinterpretiert werden. Das ist ein ganz normales Vorgang, Sportler haben immer andere Bluttest-Ergebnisse als Nichtsportler, speziell was Leber- und Nierenwerte angeht.

Bodybuilder und Powerlifter sind normalerweise bei den Tests am oberen Ende der Skala. Die Transaminasen, SGOT und SGPT, sind bei Kraftsportler immer hoch oder zu hoch.

Diese beiden Werte beschreiben den Umbauprozeß von einer Aminosäure in eine andere. Der Körper vermag aus bestimmten, aufgenommenen Aminosäuren bei Bedarf andere Aminosäuren zu bilden. Durch die erhöhten Stoffwechselvorgänge (stärkerer Eiweißanbau) bei Kraftsportlern ist der Bedarf an bestimmten Aminosäuren höher als bei Nichtsportlern, aus diesem Grunde die erhöhten Transaminasen. Eine Erhöhung dieser Werte sollte einen Arzt nicht unbedingt in Sorge versetzen.

Zwei Werte, die direkt mit dem Konsum von Steroiden zusammenhängen, sind die Glutaminsäuredehydrogenase (GlDH) und die alkalische Phosphatase. Falls diese beiden Werte also erhöht sind, ist Vorsicht geboten. Dann empfiehlt es sich, bei der Auswahl ihrer Medikamente und bei der Dosierungshöhe Vorsicht walten zu lassen. Bei Problemen in diesem Bereich sind sehr milde Mittel wie z.B. Primobolan, Deca-Durabolin bei den injizierbaren, und Stromba, Andriol oder Primobolan-Tabletten eher angebracht als z.B. Anadrol oder ähnliches.

Eine Blutsenkung wird zeigen, ob Ihr Imunsystem angegriffen ist. Es wäre natürlich gut, einen Arzt zu finden, der mit den Besonderheiten von Kraftsportlern Erfahrung hat. Um es noch einmal zu wiederholen: Steroide erhöhen in erster Linie die GlDH und die alkalische Phosphatase. Werte wie SGOT und SGPT sind bei Kraftsportlern schon allein durch das schwere Training und den somit höheren Gewebeverschleiß erhöht.

Im Bereich der Nierenfunktionstests wird Ihr Arzt in erster Linie die Kreatininwerte und den Harnsäurespiegel überprüfen. Der Harnsäurespiegel steigt, bzw. schwankt mit der Purinaufnahme (Nukleotide aus dem Muskel). Wenn sie z.B. viel Schweinefleisch, Wurst etc. essen, haben sie sicherlich hohe Harnsäurespiegel. Der Kreatininwert ist nicht abhängig von der Nahrungsaufnahme, sondern nur von der Nierenleistung. Ein hoher Harnsäurespiegel kann zu Gicht, Nierensteinen, Nierenversagen und Herzproblemen führen.

CHOLESTERIN UND TRIGLYZERIDE

Diese beiden Werte messen den Blutfettgehalt. Sie können durch die Nahrungsaufnahme entscheidend beeinflußt werden. Der Cholesterinwert sollte die magische Zahl von 200mg/dl Blut nicht überschreiten. Zu hohe Cholesterinwerte können - falls Diät nicht reicht - mit entsprechenden Medikamenten gesenkt werden. Die gebräuchlichsten Medikamente für diesen Zweck sind Fenofibrat (Lipanthyl©), Gemfibrozil (Gevilon©). Ein anderes Medikament, was ausschließlich Chloesterin senkt, ist Lovastatin (Mevinacor©).

Erwähnenswert im Zusammenhang mit den Leberfunktionen sind auch noch die Bilirubinwerte. Bilirubin ist das Abbauprodukt des roten Blutfarbstoffes. Dieses Pigment wird von der Leber über die Galle ausgeschieden. Das Gesamtbilirubin liegt zwischen 0,1 und 1,2 mg/dl Blut. Steigt dieser Wert an, so ist zu empfehlen, auf ein milderes Anabolikum umzusteigen.

Hoher Blutdruck kann die Nierenfunktion negativ beeinflussen. Mit hohem Blutdruck ist nicht zu spaßen. Man kann zwar damit leben, ruiniert sich aber damit vorzeitig die Arterien - man kann auch frühzeitig daran sterben. Der Ruheblutdruck sollte nicht über 130/90 ansteigen. Falls der Blutdruck auf Dauer übermäßig ansteigt, ist mit einem blutdrucksenkenden Mittel Abhilfe zu schaffen. Das bevorzugte Medikament bei Sportlern ist Katapres, in Deutschland als Catapressan im Handel. Das besondere an diesem Mittel ist die Tatsache, daß es die Sekretion von HGH, Wachstumshormon, erhöht. Weitere gebräuchliche Mittel sind Betablocker. Meiner Meinung nach für Sportler weniger zu empfehlen, da gleichzeitig die Herzfrequenz sinkt, was leistungsmindernd wirkt. Für Sportler keine gute Lösung. Der Puls sollte zwischen 60 und 70 Schlägen pro Minute liegen.

Als nächstes sollte die Schilddrüse überprüft werden. Diese kann durch Anabolika-Gebrauch in ihrer Funktion beeinträchtigt werden.

Fehl- oder Unterfunktionen der Schilddrüse sind relativ einfach zu korrigieren.

Empfehlenswert ist ein Test von T3, T4, T3-Aufnahme und thyroidea-stimmulierendes Hormon (TSH). Das freie T3 ist das Hormon, das uns besonders interessiert. Freies T3 ist das Hormon, das der Körper verwendet. T3-Werte sollten am oberen Ende der Skala angesiedelt sein, damit der Stoffwechsel optimal anabol gestimmt ist. Zur Korrektur sollte ein synthetisches T3- oder T4-Präparat benutzt werden. T4 wird vom Körper in T3 umgewandelt.

Ein weiterer wichtiger Test für Männer und Frauen ist der Serum-Östrogen-RIA. Das Serum-Östrogen sollte am unteren Ende der Skala liegen. Eine Justierung nach unten kann mit handelsüblichen Östrogen-Antagonisten wie zB. Nolvadex erfolgen. Die Dosierung sollte bei Männern 10 mg pro Tag, bei Frauen 20 mg pro Tag betragen. Falls ihr Serumöstrogen hoch ist, kann es sein, daß sie Probleme mit hohen Körperfettspiegeln haben. Leider haben die meisten Ärzte keine Ahnung davon, wie wichtig niedere Östrogenspiegel für Sportler sein können, männliche wie auch weibliche. Eine ganz intensive Betrachtung der Bluttests wäre für unsere Zwecke sicherlich übertrieben. Wenn man die Szene durchleuchtet, wird man feststellen, daß die meisten Sportler Steroide einnehmen, jedoch niemals diesbezüglich Bluttests durchführen lassen. Logisch betrachtet müßten viele dieser Sportler sehr krank werden. Bei einem Bluttest würden viele von ihnen sehr ungesund erscheinen. Seltsamerweise sehen diese Sportler aber sehr gesund aus und entwickeln niemals irgend welche Krankheitssypmtome. Alles in allem leben diese Menschen außerordentlich gut, vor allem, weitgehend verschont von schlimmen Krankheiten. Wie gefährlich sind Steroide eigentlich?

Wenn man lange genug sucht, findet man vereinzelt Berichte über kranke Sportler, sogar solche die gestorben sind. Diese vereinzelten Fälle sind jedoch statistisch so insignifikant, daß ihnen die medizinische Gesellschaft keine Beachtung schenkt. Es gibt keine großen, prallen Bände über steroidbezogene Krankheiten wie dies bei anderen Medikamenten, die Risiken bergen üblich ist.

Atlethen haben Steroide rund 50 Jahre lang ge- und mißbraucht, ohne daß es wirklich Beweise für ihre Schädlichkeit gibt.

Ich glaube, daß man vielen Gesundheitsproblemen durch Steroide vorgebeugen könnte, wenn die Sportler die beschriebenen Tests ernstnehmen würden. Einige Milliliter abgezapftes Blut können Sie vor ernsthaften Gesundheitsproblemen bewahren. Ihre Gesundheit sollte Ihnen den kleinen Stich mit der Nadel wert sein.

Wichtiger als die Fülle der beschriebenen Tests ist die Durchführung der Grundtests. Diese sollten nur dann durchgeführt werden, wenn alle Medikamente aus ihrem Körper ausgeschieden sind. Die Zeit bis zur vollständigen Ausscheidung der Medikamente variiert mit den benutzten Mitteln, doch selbst bei Nandrolonen dürften nach 2-3 Monaten keine aktiven Substanzen mehr im Körper sein. Bei Tabletten sollten nach 3-4 Wochen die Körperfunktionen wieder normal sein.

Lassen Sie die Grundtests niemals durchführen, solange sie Steroide einnehmen. Ihr Arzt oder Sie selbst brauchen Referenzwerte. Diese können nur genommen werden, wenn ihr Körper frei ist von den Medikamenten. Nachdem die Grundwerte festgelegt sind, können Sie oder Ihr Arzt bei Medikamenteneinnahme eventuelle Abweichungen feststellen. Wenn Sie einen guten Arzt oder viel Geld haben, können Sie von Steroid zu Steroid oder Kombination zu Kombination erneut Tests durchführen lassen und so die Belastung Ihres Körpers genau determinieren. Die normalen Tests wird im Normalfall ihre Krankenkasse bezahlen. Die Testosteron- und Östrogen-RIAs müssen Sie aus Ihrer eigenen Tasche bezahlen - eine recht kostspielige Angelegenheit. Vor einigen Jahren mußte ich für einen Hormontest rund 1500 DM bezahlen. Ein stolzer Preis, der zustande kommt durch die teuren Testreagenzien, die benötigt werden.

Möglicherweise ist durch eine regelmäßige Durchführung der Untersuchungen festzustellen, inwieweit verschiedene Steroide sich verschieden auswirken.

Hier zum Abschluß dieses Kapitels eine Auflistung der wichtigen Tests:

Bei Männern:

Komplette Untersuchung plus Prostatauntersuchung

Samenanalyse

Blutbild, Blutsenkung, Triglyceride, Cholesterin mit LDL und HDL

alkalische Phoshatase, GLDH

Schilddrüsenwerte: freies T3, freies T4 und TSH

Serum-Östrogen-RIA

Bei Frauen zusätzlich eine Unterleibsuntersuchung.

Falls Sie weder Ihre Medikamente noch Ernährung und Training ändern, sind Untersuchungen im Quartalsabstand ausreichend. Anderenfalls sollten bei jeder Veränderung die Tests wiederholt werden.

Falls Sie so vorgehen wollen, empfiehlt es sich, die verschiedenen Medikamente ihrer Schädlichkeit entsprechend der Reihe nach zu testen. Das heißt zuerst injizierbar Steroide, dann orale wie Anavar, Stromba oder Andriol, zum Schluß dann orale wie Anadrol 50, Dianabol und Halotestin.

Wenden wir uns nun den möglichen Nebenwirkungen der anabolen Steroide zu.

MÖGLICHE NEBENWIRKUNGEN ANABOLER STEROIDE

Das Paradebeispiel aller Anabolikagegner und Negativpropagandamacher ist der in ROIDS I beschriebene Fall eines 26-jährigen Bodybuilders, der in bedauernswertem Zustand in ein amerikanisches Krankenhaus eingeliefert wurde. Er hatte über einen Zeitraum von 4 Jahren alle gebräuchlichen anabolen Steroide in großen Mengen eingenommen. Bei seiner Einlieferung ins Krankenhaus wurde Krebs in den meisten Organen und Metastasen im übrigen Körper festgestellt. Seine Leber war vollständig von Krebszellen ersetzt. Derjunge Mann verstarb kurz nach seiner Einlieferung.

Ein wirklich bedauernswerter Fall. Trotzdem ist dies nicht der Regelfall, vielmehr ist der Fall in meinen Augen die Ausnahme, die die Regel bestätigt. Verstehen Sie mich nicht falsch, anabole Steroide sind potente Medikamente, die durchaus Gefahren bergen, aber diese Gefahren sind beherrschbar.

Ich bezweifele, daß dieser junge Mann jemals und vor allem regelmäßig Laboruntersuchungen hat durchführen lassen. Diese Verhaltensweise ist typisch amerikanisch. In den USA gibt es nicht wie bei uns eine gesetzliche Krankenversicherung. Im Klartext bedeutet das, daß ein Arztbesuch immer aus der eigenen Tasche bezahlt werden muß. Zu diesen Kosten kommt dann noch der damit einhergehende Verdienstausfall. Addiert man den Arztbesuch, der mit ca. 100 Dollar zu Buche schlägt, mit dem Verdienstausfall, dann liegen allein die Kosten für den Arztbesuch bei rund 180 bis 200 Dollar. Hinzu kommen dann noch die Arzneikosten von durchschnittlich 50 Dollar. Wer kann sich das leisten? Auch hier in Deutschland würde ein Betrag von 300 bis 400 DM für einen Arztbesuch ein beträchtliches Loch in so manche Haushaltskasse reißen.

Aus den genannten Gründen werden in Amerika Krankheiten oft verschleppt. Immer in der Hofnung daß sich der eigene Zustand bessern könnte, werden Arztbesuche immer weiter hinausgeschoben.

Manchmal ist es dann zu spät, leider.

Anabole Steroide können, müßen aber nicht zu Lang- oder Kurzzeitschädigungen des Körpers führen. Wenn Sie Anabolika benutzen wollen, müssen Sie sich immer darüber im klaren sein, daß Sie zu den Unglücklichen gehören könnten, die der Drang zur Verbesserung ihrer Leistung oder ihres Aussehens gesundheitlich in den Ruin treiben könnte.

Ein weiteres Beispiel:

Hierbei handelt es sich um einen 34-jährigen Studioinhaber, der seit vielen Jahren alle Arten von Steroiden plus HCG benutzt hat.

Seine Steroidzyklen dauerten immer 14 Wochen.

HCG benutzte er im letzten Monat seiner Zyklen, manchmal aber auch zwischendurch. An Steroiden benutzte er durchschnittlich 200 mg Deca-Durabolin und 400 mg Testosteron pro Woche. Hinzu kamen 100 mg Anadrol 50 und 80 mg Dianabol pro Tag. In den letzten 5 Jahren dauerte seine längste Steroidpause ca. 8 Wochen. Da er beim Absetzen der Medikamente viele Nebenwirkungen wie Erschöpfung, Depressionen und sexuelle Probleme hatte, kehrte er alsbald wieder zu den Medikamenten zurück. Nicht ihres aufbauenden Effektes wegen, sondern um wieder normal zu funktionieren. Während eines seiner Versuche anabolikafrei zu werden wurden im Abstand von einer Woche einige Laboruntersuchungen durchgeführt. In beiden Tests zeigten sich die Serumwerte von Testosteron, LH, FSH und LHRH deutlich vermindert. Sein Testosteronspiegel stieg nach einer HCG-Injektion an. Plasma-Testosteron, LH und FSH stiegen nach mehreren Injektionen mit Fractel (LHRH, luteinisierendes Hormon Releasing Hormon) an. Der Sportler wird mit Nolvadex und Factrel behandelt, um die körpereigene Produktion der Hormone wieder anzuregen. Falls die Eigenproduktion nicht ausreichend anzuregen ist, wird der Athlet für den Rest seines Leben Medikamente einnehmen müßen. Der Fall beleuchtet, daß der ständige Gebrauch von Anabolika unter Umständen irreversible Schäden in der Produktion von LH und LHRH im Gehirn hervorruft.

Der nächste Fall:

Leberfunktionsstörungen sind zumeist Folgen der Einnahme von 17-Alpha-Steroiden wie z.B. Anadrol 50, Dianabol und Halotestin.

Bei einem Athleten traten während des Anabolikagebrauchs Gefühle von Unwohlsein und dergleichen auf. Eine Untersuchung ergab, daß seine Leberfunktionen stark beeinträchtig waren.

Selbst 6 Monate nach dem totalen Absetzen der Medikamente waren seine Leberfunktionen immer noch gestört. Weitere Tests ergaben erhöhte Werte bei SGOT, SGPT, alkalischer Phosphatase und Bilirubin. Nachdem keine Heptitis oder andere ernste Krankheiten festgestellt werden konnten, begann die Behandlung des Athleten.

Da andere Behandlungsmethoden erfolglos verliefen, wurden dem Athleten dreimal täglich 2mg Glutathion verabreicht.

Glutathion spielt eine entscheidente Rolle bei verschiedenen Stoffwechselvorgängen.

Schon nach einer Behandlungswoche fühlte sich der Mann besser. Nach sechs Wochen waren alle Labortests wieder normal.

Fall Nr.3 :

Anabole Steroide und Prostatakrebs

Bei einem 38-jährigen Bodybuilder wurde Krebs der Vorsteherdrüse festgestellt. Er hatte seit 1966 anabole Steroide benutzt. Nach eigener Aussage durchlief er insgesamt 15 Zyklen, die zwischen 4 und 12 Wochen dauerten. Die Pausen zwischen den Zyklen betrugen immer ca. 6 Monate. Er wurde mit akutem Harnverhalten ins Krankenhaus eingeliefert. Eine Untersuchng bestätigte den Verdacht auf Prostatakrebs.

Dies sind einige Beispiele dessen, was auch Ihnen passieren kann.

Auch Gelenke leiden unter der ständigen Überlastung durch schweres Training. Einige Mittel aus der Tiermedizin, speziell aus der Behandlung von Rennpferden, könnten hier Abhilfe schaffen. Glykosaminoglycanpolysulfat, unter dem Namen Adequan im Handel, soll nicht nur die fehlende Schmierung der

Gelenke ersetzen, sondern auch die Heilung angegriffener Gelenke entscheident verbessern. Auch Natriumihyluronat soll die eventuell fehlende Gelenkschmiere gut ersetzen. Diese Mittel werden direkt in die Gelenke eingespritzt. Vielleicht sollten diese Mittel auf ihre Anwendbarkeit bei Menschen geprüft werden.

Ein anderes Mittel, Catrix, wird bei Menschen angewandt. Es wird aus Sehnen und Bändern von Schlachttieren gewonnen. In der Medizin findet es Anwendung bei Arthrosen. Catrix könnte auch bei akuten Sportverletzungen eingesetzt werden. Dieses Medikament ist in oraler und injizierbarer Form im Handel.

Es erscheint, als habe die Chemie für fast jedes Krankheitssymptom ein Heilmittel.

Die beschriebenen Nebenwirkungen sind nicht die, die bei den meisten Anabolikabenutzern auftreten. Oft treten nur die sogenannten Kurzzeit-Nebenwirkungen zu Tage. Dazu zählen: Änderungen im Sexualverhalten, Verkleinerung der Hoden, Veränderungen von Spermiengröße, -form und -beweglichkeit, zeitweilige Sterilität, Kopfschmerzen, hoher Blutdruck, Appetitlosigkeit, Akne im Gesicht, auf dem Rücken und auf der Brust, schmerzende Brustwarzen, Harausfall usw.: ein recht reichhaltiges Sortiment an Möglichkeiten.

Neben den körperlichen Nebenwirkugen sind die seelischen meiner Ansicht nach um ein vielfaches gravierender. Die Stimmungen der Anabolikabenutzer können von Gewalttätigkeit bis zur absoluten Selbstmordgefährdung reichen. Die möglichen Agressionen haben schon manche Ehe zum Scheitern gebracht. Trotz alledem habe ich noch keinen Sportler getroffen, der mit den Anabolika aufgehört hätte, nur weil eventuell etwas passieren könnte. Allerdings gibt es schon viele Bodybuilder, die es gerne sehen würden, wenn niemand mehr zu diesen Mitteln greifen würde.

Solange jedoch Zuschauer bei Meisterschaften bereit sind 100 und mehr DM zu zahlen, um richtige Monster auf der Bühne zu sehen, werden wir mit den anabolen Steroiden und ihren Gefahren leben müßen

Anabole Steroide und das Immunsystem

In vielen klinischen Untersuchungen und bei Beobachtung von Athleten wurde der Eindruck gewonnen, daß Anabolika das Immunsystem schwächen. Der ständige Gebrauch von Steroiden kann zu einer permanenten Schwächung des Immunsystems und somit zu einer erhöhten Anfälligkeit für Infektionen führen.

Leider wird durch die Presse immer wieder Fehlinformation bezüglich der Nebenwirkungen von anabolen Steroiden in die Öffentlichkeit getragen. Dies kommt dadurch zustande, daß die bei ohnehin schon kranken Menschen auftretenden Nebenwirkungen auf gesunde Athleten übertragen werden, ohne Rücksicht auf den Wahrheitsgehalt der Information. Auch wird vollkommen außer Acht gelassen, daß die meisten Nebenwirkungen erfolgreich behandelt werden können oder bei kontrollierter Anwendung der Medikamente erst gar nicht entstehen. Die reichhaltigsten Informationen bezüglich der Anwendung, Anwendungsdauer und Minimierung der möglichen Gefahren von Steroiden, stammt aus dem Austausch von Wissen und Erfahrungswerten von Sportlern und Trainern weltweit. Dadurch wurde der Gebrauch von Steroiden sicherer. Die umstrittenen Bemühungen von Männern wie Tony Fitton, Jeff Feliciano, Steve Koons oder Barry Sadler haben zwar viel Staub aufgewirbelt, aber die Sportler weltweit erhielten dadurch auch einen besseren Überblick darüber, was gut oder was schlecht ist für bestimmte Zwecke. Vielleicht haben wir auch einen Teil der Steroid-Hysterie selbst verursacht, aber letztendlich zum Vorteil aller Beteiligten. Allein die Hinweise auf Östrogen-Antagonisten wie Nolvadex, Akne-Therapeutika und vieles mehr sind ein großer Schritt in die richtige Richtung.

Hier jetzt in alphabetischer Reihenfolge eine kurze Beschreibung der Nebenwirkung und mögliche Behandlungsweisen.

AGRESSION

Verglichen mit Männern, ist eine gesteigerte Agression bei Frauen manchmal ein positiver Aspekt. 10 mg Dianabol versorgen eine Frau mit der Androgenmenge eines normalen Mannes. Somit kann sich ihr Verhalten grundlegend ändern. Falls es weder ihre Arbeit noch ihre Beziehungen beeinträchtigt, mag das angehen, anderenfalls ist ihr dringend anzuraten, das Medikament zu wechseln. Männer, die agressiver werden, können durchaus bösartig und gefährlich werden. Oder sie können sich zu regelrechten Vollidioten entwickeln. In beiden Fällen empfiehlt es sich, diese Menschen zu ignorieren, schon der eigenen Gesundheit zuliebe. Wenn Steroide Sie nicht umbringen können, ein mit Testosteron vollgepumptes, hungriges Juicemonster kann es sicherlich. Diesen Männern ist anzuraten, entweder ihre Agressionen beherrschen zu lernen oder abzusetzen.

AKNE

Eines der größten Probleme von Steroidbenutzern ist die unter Umständen verheerende Akne, die durch die meisten Anabolika entsteht. Zwar gibt es Sportler die - so wie ich - nie Probleme mit ihrer Haut bekommen, doch das ist leider nicht der Regelfall. Steroide wie Anadrol, Halotestin, Testosteron und dergleichen sind die Hauptgegner einer gesunden Haut. Mittel wie Primobolan, Stromba oder Anavar lösen Hautprobleme nur bedingt aus. Akne sollte nicht auf die leicht Schulter genommen werden. Akne ist ein Symptom dafür, daß etwas nicht stimmt. Immerhin ist die Haut das größte Organ des Körpers und dient nicht nur dazu, Ihre Eingeweide und Knochen zusammenzuhalten. Androgene verbinden sich mit den Rezeptoren der Talgdrüsen in der Haut. Sie geben den Befehl, mehr Fett zu produzieren. Die Drüsenkanäle der Haut werden größer. Dadurch gelangen mehr Bakterien in diese Kanäle. Es entstehen Entzündungen, Poren verstopfen, Mitesser entstehen und im Extremfall große eitrige Zysten, die sogar chirurgisch behandelt werden müssen. Unangenehm, gelinde gesagt.

Leichte Akne kann mit Retin-A Creme mit 0.1% Lösung für den Körper und 0,05% fürs Gesicht behandelt werden. In schwersten Fällen empfiehlt es sich, 10 oder 20 mg/Tag das Medikament Accutane/Roaccutan einzunehmen. Damit verschwindet auch die schlimmste Akne und kommt meist nicht wieder. Ein leichtes Antibiotikum empfiehlt sich zur Abtötung der in die Haut eingedrungenen Bakterien.

Schwere Akne wird in der BB-Gesellschaft sofort mit starkem Anabolika-Gebrauch assoziiert. Deshalb ist es gut, mit sowenig Hautunreinheiten wie möglich aufzuwarten.

AUSFLUß

Frauen die stark androgene Steroide benutzen, leiden oft unter einem geruchlosen, harmlosen Ausfluß. Harmlos, da nicht infektiös, aber dennoch unangenehm.

BLUTGERINNUNGSZEIT

Viele Sportler werden feststellen, daß unter dem Einfluß von anabolen Steroiden kleine Schnitte, die beim Rasieren unumgäglich sind, ungewöhnlich lange bluten. Auch ein normalerweise harmloses Nasenbluten kann zumindest optisch äußerst bedrohlich erscheinen. Dies hängt damit zusammen, daß Anabolika oft die Blutgerinnungszeit erheblich verlängern; zudem erhöhen sie den Blutdruck. Aus diesem Grund empfiehlt es sich, rechtzeitig vor einer anstehenden Operation alle anabolen Steroide abzusetzen. Davon abgesehen kann ein Elektrorasierer sehr nützlich sein.

BLUTHOCHDRUCK

Wie schon erwähnt, erhöhen Steroide den Blutdruck. Bei vielen Kraftsportlern kann ein Blutdruck bis 140/90 als normal angesehen werden. Es ist sehr wichtig, den Blutdruck regelmäßig zu kontrollieren. Steigt Ihr Blutdruck über 140/95 an, ist ein Arztbesuch angesagt. Hoher Blutdruck kann mit Kurzatmigkeit, Kopfschmerzen und Lungenödem einhergehen. Bluthochdruck kann mit entsprechenden Medikamenten behandelt werden.

ANABOLE STEROIDE UND SERUMCHOLESTERIN

Über die Jahre wurden eine Vielzahl von Studien über den Einfluß von Anabolika auf das Serumcholesterin durchgeführt. Während allgemein angenommen wird, daß anabole Steroide den Blutfettgehalt erhöhen, d.h. ein Anstieg von Gesamtcholesterin, LDL und HDL, besagen gerade diese spezifischen Studien, daß das Gegenteil der Fall ist. Dies soll kein Freibrief für den Medikamentengebrauch sein, sondern vielmehr Anlaß dazu geben, genauere, kontrollierte Studien durchzuführen. Ein hoher Cholesterinwert sollte bei einem Anabolikabenutzer nicht automatisch auf den Medikamentengebrauch zurückgeführt werden. Einige Androgene senken den Cholesterinwert merklich. Die schwach androgenen Metaboliten von Dehydroepiandrosteron, Testosteron und Androsteron z.B. senken in niedriger Dosierung die Serumcholesterinwerte von Testpersonen. Testolacton, ein nicht androgenes Derivat von Testosteron, hat ebenfalls einen senkenden Effekt auf die Blutfettkonzentration.

Unbeeinflußt davon sollten hohe Cholesterinwerte nicht unbehandelt bleiben oder ignoriert werden.

Auch ist zu beachten, daß es nicht nur schädliche Blutfette gibt. Im Blut kommen zwei Hauptfraktionen von Cholesterin vor. Das HDL, (High-density-Lipoprotein, hochverdichtetes Cholesterin-Eiweiß-Teilchen) und das LDL (Low-densitiy-Lipoprotein, Cholesterin-Eiweiß-Partikel niedriger Dichte). Das HDL ist das "gute" Cholesterin. Je höher ihr HDL-Wert, umso geringer Ihr Risiko, an Arteriosklerose zu erkranken.

Das LDL ist das eigentlich schädliche Cholesterin. Je höher Ihr LDL, desto höher ist Ihr Risiko der Arterienverstopfung und damit Ihr Herzinfarktrisiko. Daneben gibt es noch weitere LDL- und HDL-Formen.

Es ist erwiesen, daß hohe HDL- und niedere LDL-Werte als die wichtigsten Faktoren zur Vermeidung der Herzgefäßkrankheit anzusehen sind.

Ein weiterer wichtiger Punkt in der Diskussion ums Herzinfarktrisiko ist der Gehalt des Blutes an Triglyzeriden oder freien Blutfetten. Ein hoher Gehalt an Triglyzeriden kombiniert mit niederem HDL steigern das Herzinfarktrisiko deutlich. Zusammenfassend wäre zu empfehlen niedere LDL-Werte und niedere Triglyzeridwerte bei relativ hohen HDL-Werten zu erreichen, um das Infarktrisiko einzudämmen.

Um das Infarktrisiko einer Person einzuschätzen, müßen auch Lebensweise und Veranlagung beleuchtet werden. Einer meiner Bekannten z.B. treibt sehr viel Sport, ernährt sich sehr bewußt, raucht und trinkt nicht. Seine Nahrungsfettaufnahme ist auf 15 - 20 Gramm pro Tag beschränkt, doch sein Serumcholesterin ist ständig über 270 bis 290 mg/dl: ein typischer Fall von vererbter Anfälligkeit auf diesem Sektor. Falls sie erhöhte Cholesterinwerte haben, sollten sie in erster Linie ihre Eßgewohnheiten ändern. Keine gesättigte und tierische Fette, d.h. keine Eidotter,

Butter, fettes rotes Fleisch oder Innereien. Zudem sollten sie ihre Aufnahme an mehrfach ungesättigten Fettsäuren und an Ballaststoffen erhöhen. Auch Anabolika, Rauchen und Faulenzen ist dann out.

Sportler, die trotz aller Vorsichtsmaßnahmen zu hohe Cholesterinwerte haben, können immer noch auf Medikamente zurückgreifen, die Cholesterin senken.

Es gibt verschiedene Medikamente zu diesem Zweck. Gemfibrozil (als Gevilon© im Handel) ist ein bekanntes Mittel. Es wird bei Patienten angewandt, die neben hohen Cholesterinwerten gleichzeitig hohe Triglyzeride aufweisen. Dieses Medikament senkt die erhöhten Werte zuverlässig und mindert so das Infarktrisiko erheblich. Verglichen mit früher angewandten Medikamenten sind die Nebenwirkungen von Gemfibrozil relativ gering.

In den USA und inzwischen auch hier wurde ein neues Medikament für den Markt freigegeben. Der Freiname ist Lovastatin, der Handelsname hierzulande Mevinacor. Es ist das erste Medikament einer neuen Gruppe von Mitteln. Diese Medikamente vermindern die Synthese von Cholesterin in der Leber über die Hemmung der Aktivität des Enzymes HMG-CoA-Reduktase. Klinische Versuche zeigten, daß durch Lovastatin Gesamtcholesterin und LDL gesenkt wurden und gleichzeitig HDL anstieg.

DEPRESSIONEN

Diese Nebenwirkung tritt bei beiden Geschlechtern auf, bei Frauen jedoch zum Teil extrem. Nach dem Absetzen der Medikamente kommt es zu einem Östogenrebound, der zu starke Stimmungsschwankungen führen kann. Verhindern kann man dies nicht, aber man kann dem ganzen mit Anti-Depressiva Abhilfe schaffen. Frauen, die darunter leiden, daß diese Hormonschwankungen ihre Gefühle zu sehr beeinflussen, sollten nicht verzweifeln, sondern zur Tat schreiten. Entweder abwarten oder der Griff zum "Glücklichmacher". Der Beste, der derzeit auf dem Markt ist, kommt von Lilly/Hoechst und heißt Fluctin©, Wirkstoff Fluoxetinhydrochlorid, für alle die es genau wissen wollen. Das Mittel hat schon viele Suizidgefährdete vor dem fast sicheren Tod bewahrt und kann somit auch für unsere Belange von Nutzen sein. Der Hersteller behauptet, daß Fluctin© (20 Tabletten DM 86.-) nicht süchtig macht. Ich kann aus eigener Erfahrung bestätigen, daß das Präparat wirkt.

ENTZÜNDUNGEN, SEHNEN/BÄNDER

Kraftsportler bekommen meistens keine Probleme mit Sehnen und Bändern. Läufer sind dafür sehr anfällig, wenn sie Anabolika benutzen. Diese Sportler verwenden meistens die schwach androgenen Steroide Anavar, Stromba und Primobolanazetat. Diese Mittel kräftigen zwar die Muskulatur, lagern aber keine zusätzliche Flüssigkeit in Muskulatur und Sehnen und Bänder ein. Dadurch bleiben die Bindegewebe spröde und sind dann den Belastungen der stärkeren Muskeln nicht mehr gewachsen. Dann kann es zu Entzündungen des Bindegewebes und im Extremfall zu Sehnen- und Bänderrissen kommen. Bei Kraftsportlern ist diese Verletzungsart selten, da durch den Gebrauch androgener Steroide mehr Flüssigkeit in die Gewebe eingelagert werden und diese somit elastischer werden.

LIBIDO, vermindert

Eine sehr böse, schwerwiegende Nebenwirkung. Da die meisten Steroide die Funktion der Keimdrüsen vermindert, geht auch der Sexualtrieb oft den Weg des Vergänglichen. Oftmals kommt dies durch unsachgemäßen Gebrauch der Medikamente, Fehler beim Absetzen und dergleichen. Ein kleiner sexueller Lapsus ist sicherlich zu verzeihen, wird dies zum Dauerzustand, hat es mit Sicherheit negative Auswirkungen auf ihre Partnerschaft. Dabei liegt die Lösung so nahe, meistens im Kühlschrank der Betroffenen. HCG heiß die Lösung, meistens jedenfalls. HCG muß im Kühlschrank aufbewahrt werden und ist somit in den Kühlschränken vieler Sportler vorzufinden. Also wenn es in der Kiste nicht mehr stimmt, HCG aus dem Kühlschrank! Leider hat noch niemand feststellen können, ab welcher Dosierung der Steroide im Schlafzimmer nur noch geschlafen wird. Das wäre sicher Interressant zu erfahren.

EREKTIONEN Verstärkte Frequenz

Es gibt Leute, die an allem etwas auszusetzen haben, wirklich. Diese Nebenwirkung sollte allerdings begrüßt werden, finde ich. In geringen Dosierungen vermögen Steroide diese Nebenwirkung hervorrufen z.B. Teststeron in der Dosierung von 250 mg/Woche. Ich habe schon davon gehört, daß auch diese Nebenwirkung zu Komplikationen in der Partnerschaft geführt haben soll.

FIEBER

Dies ist eine Nebenwirkung, die vor allem Frauen erfahren, die Nolvadex benutzen. Auch Frauen und Männer, die Equipoise oder Finajet benutzen, können dieses Steroidfieber bekommen. Meiner Meinung nach tritt dies gehäuft bei Tiermedikamenten auf. Diese entsprechen nicht den Reinheitsvorschriften der Humanarzneien. Einige Bekannte von mir wurden von Finajet so krank, daß sie mehrere Wochen nicht trainieren konnten.

FÖTUSSCHÄDEN

Wenngleich auch Frauen während der Schwangerschaft eine Nandrolonform selbst produzieren, werden bei schwangeren Frauen, die noch Anabolika im Blut haben, weibliche Embryonen vermännlicht, männliche Embryonen werden überentwickelt. Dies sollte auch den naivsten Frauen klar sein. Deshalb ist es absolut nicht empfehlenswert, während des Anabolikagebrauchs schwanger zu werden. Frauen, die von Bodybuildern geschwängert werden, die Anabolika benutzen scheinen meistens Mädchen zur Welt zu bringen. Ein Bekannter von mir, der Unmengen Deca-Durabolin benutzte, ist mittlerweile stolzer Vater von drei Töchtern.

GYNÄKOMASTIE

Darunter versteht man die Vergrößerung der Brustdrüsen beim Mann. Viele starke Androgene aromatisieren stark, d.h. sie werden in weibliche Hormone umgewandelt. Durch den Anstieg der weiblichen Hormone beim Mann wird das Wachstum der Brustdrüsen eingeleitet, das unter Umständen tumorartig wird, aber gutartig bleibt. Das tumorartige Wachstum

wird meistens direkt unter der Brustwarze sichtbar.

Dieses Krankheitsbild kann vermieden werden, indem man keine stark androgenen Steroide wie z.B. Anadrol und dergleichen verwendet. Auch 20 mg Nolvadex können diese Symptome verhindern. Ist auch mit Nolvadex nichts mehr zu machen und die Schwellung der Brust bleibt bestehen, dann hilft nur noch der Gang zur Schlachtbank. Ein guter Chirurg ist dann der einzige Weg zur Besserung. Dabei handelt es sich um einen kleineren Eingriff, bei dem erst die geschwollenen Brustdrüsen, dann der Tumor und eventuelle kleine Metastasen des Tumor entfernt werden. Auch nach der Operation kann die Brust geschwollen bleiben. Dies deswegen weil ein Teil der Brustdrüse unter der Brustwarze verbleiben muß, um die Form der Brustwarze zu erhalten. Falls Sie während der Pubertät Probleme mit Ihren Brustdrüsen hatten, werden Sie als Erwachsener unter Steroiden sicherlich auch Probleme bekommen.

Auch HCG, HMG und GnRH (HGH-Realeasing-Hormon) stimulieren die Hoden dazu, mehr männliche Hormone und auch Östrogen zu produzieren. Dieser Vorgang verstärkt das Brustdrüsenwachstum.

HERZKRANKHEITEN

Diese Art der Erkrankungen durch Anabolika sind bis jetzt noch nicht in den Statistiken aufgetaucht. Hat jemand hohe Serumcholesterinwerte, hohe Triglyzeridwerte, hohes LDL und niederes HDL, dann ist er mit Sicherheit zur Risikogruppe zu zählen. Um alle Risiken zu vermindern lesen sie das Kapitel Anabolika und Serumcholesterin noch einmal durch.

HAUTVERFÄRBUNG/GELBSUCHT

Gelbsucht ist eine sehr gefährliche Nebenwirkung. Sie signalisiert schwere Leberprobleme, möglicherweise sogar eine Leberentzündung. Lange bevor sich ihre Haut verfärbt, verfärben sich die Augenwinkel. Das ist ein sicheres Zeichen dafür, daß in kürze Probleme auftauchen werden. Dann empfiehlt es sich, die Anabolika abzusetzen und einen Arzt aufzusuchen. Als gesunder Athlet muß man Unmengen oraler Steroide einehmen, um derlei Probleme zu bekommen.

HAUTVERÄNDERUNG/STRUKTUR

Frauen haben meistens eine weichere Haut als Männer. Das beruht auf den Östrogenrezeptoren ihrer Haut. Frauen, die über Wochen und Monate Anabolika und Nolvadex einnehmen, können eine sehr unweibliche Hautstruktur bekommen. Der Effekt wird durch starke Sonneneinwirkung verstärkt.

HAUT, ölig

Verstärkte Fett- und Talgproduktion der Haut kann sogar bei schwach androgenen Steroiden wie z.B. den Nandrolonen vorkommen. Entwickelt sich keine Ankne, kann dieses Problem einfach durch häufigeres Duschen beseitigt werden. Im Zweifelsfall kann auch mit 10 mg Roaccutan zweimal pro Woche Abhilfe geschafft werden.

HODENSCHRUMPFUNG

Viele Steroide bewirken eine Schrumpfung des Hodens. Dieser Effekt kann durch die Verwendung von HCG zusammenmit den Steroiden vermieden oder vermindert werden.

HIRSUTISMUS

Dies ist die medizinische Bezeichnung für übermäßigen Haarwuchs bei Frauen. Man kann zwar die Symptome beheben, die Ursache jedoch nicht. Die meisten der sehr starken weibliche Bodybuilder und Powerlifter müßen sich täglich rasieren, zumindest an Armen und Beinen. In schlimmen Fällen müßen diese Frauen auch Brust, Rücken und Arme ständig enthaaren. Beim Gebrauch von schwach androgenen Steroiden sollte kein verstärkter Haarwuchs auftreten.

Bei bestehendem Hirsutismus empfiehlt sich die Verwendung von Medikamenten, die die Produktion des Enzymes 5-Alpha-Reduktase verhindern oder vermindern. Hirsutismus ist die Folge von zu hohen Gewebespiegeln von Dihydrotestosteron, DHT. Hautpartien, die von Hirsutismus oder Akne befallen sind, weisen bis 20 mal höhere Gewebekonzentrationen an DHT auf als gesunde Haut. In Europa und England wird Cyproteronazetat, ein starkes Anti-Androgen zur Behandlung von Akne und Hirsutismus angewandt. Diese Behandlungsmethode birgt die Gefahr eines abnehmenden Sexualtriebes. Bei der Anti-Babypille Diane© wird neben Ethylestrenol auch Cyproteronazetat verwendet. Falls ihre Frau oder Freundin also diese Pille benutzt und keine Lust auf Sex mehr hat, wundern sie sich nicht. Der Gang zum Arzt und der Wechsel zu einem anderen Medikament ist dann zu empfehlen.

HAARAUSFALL

Mittlerweile gibt es keine Zweifel mehr daran, daß Haarausfall und Glatzenbildung in direktem Zusammenhand mit hohen Dihydrotestosteronkonzentrationen bei Männern und Frauen zusammenhängt. Verminderung der Gewebekonzentrationen von Dihydrotestosteron ist also der Schlüssel zur Verminderung von Haarausfall.

Die Gewebekonzentrationen von Dihydrotestosteron können auf unterschiedliche Weise reduziert werden. Eine logische Methode der Reduzierung ist eine Verminderung der gesamten Androgenproduktion und somit der Vorstufe von DHT, Testosteron. Diese Methode hat allerdings einige Nebenwirkungen, die nur schwer zu akzeptieren sind. Dazu zählen verminderter Sexualtrieb, Verweiblichung und Brustdrüsenwachstum. Die zweite Möglichkeit, die Gewebekonzentration von DHT zu mindern, liegt darin, dessen Produktion oder die Umwandlung von Testosteron zu DHT zu unterbinden. Der Umwandlungsprozeß von Testosteron zu DHT erfolg durch eine enzymatische Reaktion. Das zuständige Enzym heißt 5-Alpha-Reduktase. Männer mit einem vorliegenden Mangel an diesem Enzym haben keine Probleme mit Haarausfall. Medikamente die die 5-Alpha-Reduktaseproduktion vermindern, werden bei der Behandlung von Haarausfall und Hirsutismus bei Frauen eine entscheidende Rolle spielen. Auch die lokale Anwendung solcher Medikamente erscheint von großem Nutzen.

Das einzige verschreibungspflichtige Medikament gegen Haarausfall ist Minidoxil, unter dem Handelsnamen Rogaine in internationalen Apotheken in Deutschland erhältlich. Rogaine vermindert oder unterbindet die Produktion von 5-Alpha-Reduktase und/oder vermindert die Bindung des DHTs an die Androgenrezeptoren in der Haarwurzel. Es vermindert auch die Auswirkungen von DHT auf Haarausfall, Hirsutismus und Akne. Wenn man den Untersuchungsergebnissen glauben schenken kann, stimmuliert Rogaine auch neues Haarwachstum.

Die dritte Möglichkeit ist die, Steroide zu verwenden, die nicht zu DHT umgewandelt werden können und die die endogene Produktion von Testosteron und somit DHT unterbinden. Die Verwendung von Steroiden, die als Grundlage eine DHT-Basis haben, sollten vermieden werden, falls sie Probleme mit Haarausfall oder Glatzenbildung haben. Leider gibt es nicht genug Information darüber, welche Steroide in welchem Maß zu DHT umgewandelt werden.

Anabole Steroide, die Abkömmlinge von DHT sind wirken möglicherweise auch wie DHT, zumindest in Bezug auf Haarausfall.

Primobolan, eines der weniger schädlichen Steroide ist ein solcher Abkömmling von DHT. Alle Steroide, die nicht auf DHT-Basis entstanden sind, vermindern möglicherweise Haarausfall, Akne und Hirsutismus.

LEBERKREBS

In all den Jahren des Ge- oder Mißbrauchs von Steroiden durch Athleten gab es nachweislich nur einen einzigen Fall der Krebserkrankung eines ansonsten gesunden Athleten durch anabole Steroide. Der betroffene Athlet starb an Leberkrebs. Vor seinem Anabolikamißbrauch war die Leber des Sportlers gesund. Der übrige Gesundheitszustand des Sportlers war nicht bekannt. Möglicherweise hat er noch andere Medikamente oder Drogen benutzt.

KOPFSCHMERZEN

Kopfschmerzen werden von starken Androgenen wie Halotestin, Anadrol oder Parabolan verursacht. Auch hoher Blutdruck verursacht durch Anabolika kann zu Kopfschmerzen führen. Durch Anabolika verursachte Kopfschmerzen dürfen nicht ignoriert werden. Sie sind ein Anzeichen für ein größeres Problem. Einfach ein paar Aspirin einzunehmen ist nicht der richtige Weg.

KEHLKOPFWACHSTUM

Kehlkopfvergrößerung ist eine Nebenwirkung, von der hauptsächlich Frauen betroffen sind. Auch diese Nebenwirkung geht einher mit dem jahrelangen Gebrauch von starken Androgenen. Als erstes wird bei Frauen die Stimme tiefer, danach werden die Knorpel des Kehlkopfes dicker und nehmen die Form und Struktur des männlichen Kehlkopfes an. Ein harmloser, doch sehr störender Nebeneffekt.

KLITORISVERGRÖßERUNG

Auch diese Nebenwirkung ist den Frauen vorbehalten. Dieser Effekt wird hauptsächlich durch stark androgene Steroide verursacht. Frauen erleben dadurch eine gesteigerte Sexualität. Die Orgasmusfähigkeit wird verbessert, auch Mehrfachorgasmen sind dann keine Seltenheit. Wenngleich auch eine leichte Klitorisvergrößerung allgemein begrüßt wird, so wird eine stärkere Vergrößerung als störend empfunden. Im Extremfall kann die Klitoris schon Form und größe eines kleines Penis erreichen. Das kann schwerwiegende psychische Auswirkungen bei den Betroffenen auslösen. Auch Probleme in der Partnerschaft können daraus resultieren. Ich habe Frauen erlebt, die ihren Geschlechtstrieb nicht mehr unter Kontrolle halten konnten. Die Klitorisvergrößerung bleibt auch nach dem Absetzen der Medikamente bestehen.

LEBERERKRANKUNGEN

Die meisten statistisch erfaßten Lebererkrankungen wurden bei ohnehin schon kranken Nicht-Sportlern festgestellt. Berichte von Leberschäden bei Atlethen, die anabole Steroide benutzten sind selten. Diese Aussage ist nicht als Freibrief für Sportler zu verstehen. Momentan wird die Qualität der Schwarzmarkt-

Produkte immer schlechter. Durch die Bemühungen der Behörden, den Anabolika-Handel einzudämmen, kommen immer unreinere, sogenannte Badewannen-Steroide an den Verbraucher. Peinlich genaue Blutkontrollen sind in unserer Zeit unumgänglich.

MENSTRUATIONSSTÖRUNGEN

Viele Frauen, die anabole Steroide benutzen, bekommen Menstruationsstörungen. Meistens bleibt die Regelblutung ganz aus. Nicht nur durch Anabolika, sondern auch durch extrem niedere Fettspiegel können bei Frauen Menstruationsstörungen auftreten. Solch extrem niederen Körperfette findet man häufig bei weiblichen Bodybuildern im Wettkampfstadium. Die meisten Frauen scheint das Ausbleiben der Regel nicht sonderlich zu beunruhigen. Nach dem Absetzen der Steroide oder dem Abbruch der Diät stellt sich die Regelblutung wieder von selbst ein. Allerdings kann es je nach Länge der Anabolikatherapie mehrere Wochen oder Monate dauern bis sich der normale Zyklus wieder eingestellt hat. Stellt sich die Regelblutung nicht wieder ein, so kann ein Frauenarzt nach entsprechenden Untersuchungen die Periode durch verschiedene Medikamente wieder einleiten.

NASENWACHSTUM

Es ist schon recht verwunderlich, mit was man alles rechnen muß, wenn man/frau anabole Steroide einnimmt. Steroide bewirken das Wachstum von Knorpelgeweben, und auch die Nase besteht aus Knorpel. Diese Nebenwirkung ist bei Frauen bemerkbar, die Steroide über Jahre hinweg benutzen.

NASENBLUTEN

Nasenbluten tritt bei Powerliftern häufiger auf als bei anderen Kraftsportlern. Die Gründe dafür sind: zu hoher Blutdruck, verlängerte Blutgerinnungszeit durch Anabolika und plötzlicher Blutdruckanstieg durch explosive Kraftleistungen. Nasenbluten an sich ist nichts schlimmes, aber es ist ein Zeichen dafür, daß etwas nicht stimmt: lassen Sie kontrollieren.

PROSTATAVERGRÖßERUNG

Diese Nebenwirkung bleibt den Männern vorbehalten. Prostatavergrößerung wird verursacht durch den Gebrauch von starken Androgenen. Finajet, Parabolan, Proviron, Halotestin und dergleichen sind die Hauptverursacher dieser Nebenwirkung. Auch einige der DDR-Steroide verursachten Prostatavergrößerung. Allerdings waren die DDR-Steroide zumeist Mischungen schon vorhandener Steroide. Ihr Arzt kann im Rahmen einer Untersuchung feststellen, ob ihre Prostata vergrößert ist. Die Untersuchungsmethode jedoch dürfte für den kleineren Teil der männlichen Bodybuilder ein erhebendes Erlebniss sein. Falls ihr Arzt ihnen eine vergrößerte Prostata attestiert, sollten sie die Steroide wechseln. Eine vergrößerte Prostata kann zu Problemen beim Wasserlassen und an der Niere führen.

PSYCHOSEN

Steroid-Psychosen wurden in den letzten Jahren von der Presse in den USA und der übrigen Welt hochgespielt. Wahrscheinlich aus Mangel an echten Gesundheitsproblemen durch Anabolika, wird nun versucht, die psychischen Nebenwirkungen der Steroide hochzuputschen. Es gibt zwar dokumentierte Bericht darüber, daß Kortikosteroide Psychosen auslösen, aber diese Psychosen sind nicht permanent. Durch Testosteron und starke Androgene verändern sich Anabolikabenutzer, männliche wie auch weibliche. Sie werden aggressiver. Diese Aggressionen aber gleich als Psychosen zu bezeichnen, halte ich für übertrieben. Allerdings finden auch psychische Veränderungen statt, die bei Frauen auch noch lange nach Absetzen der Steroide bemerkbar sind.

RÖHRENKNOCHEN, Verschluß der Epiphysen

Die meisten Anabolika verursachen vorzeitigen Verschluß der Knochenenden. Diese Gefahr besteht allerdings nur dann, wenn Anabolika vor dem abgeschlossenen Knochenwachstum, also während der Pubertät oder im Kindesalter verabreicht werden. Oft erfolgt, bedingt durch die Anabolika, zuerst ein Wachstumsschub bevor der Verschluß der Wachstumsfugen der Röhrenknochen einsetzt.

Anavar z.B. bewirkt keine Wachstumsstörungen und wird in der Kindermedizin zur Verstärkung des Längenwachstums eingesetzt. Dennoch sollten Kindern keine Anabolika verabreicht werden, weil immer die

Gefahr besteht, daß das Wachstum gestört wird. Das könnte zur Folge haben, daß aus den kleinen Kindern kleine Erwachsene werden. Kleine Erwachsene sind oft unglückliche Erwachsene und unsere Welt braucht nicht noch mehr unglückliche Menschen.

TOD

Tod durch den Gebrauch von Anabolika in gesunden Atlethen ist bisher nur in einem Fall eingetreten. Siehe Leberkrebs.

UNWOHLSEIN

Steroide wie Anadrol 50 und Halotestin geben zwar einen enormen Kraftzuwachs, verursachen aber auch ein subjektives Gefühl von Krankheit und Unwohlsein. Das Gefühl von Kraft und Krankheit ist nur schwer in Einklang zu bringen. Tatsache ist: wenn Sie sich krank fühlen, kann es durchaus sein, daß Sie krank sind. Deswegen empfiehlt es sich, im Zweifelsfalle Steroide zu verwenden, die dieses Krankheitsgefühl nicht hervorrufen. Wollen sie trotzdem sehr stark

werden, haben sie allerdings nicht sehr viele Alternativen.

URINATIONSPROBLEME

Wieder eine Domäne der männlichen Kraftsportwelt. Diese Nebenwirkung entsteht durch eine stark vergrößerte Prostata. Das geringste Problem ist, daß nachdem das Monster wieder im Käfig ist, einige unschöne Tropfen die Hose zieren. Ausrufe der Bekannten wie z.B.: Kuck mal, der hat sich verpinkelt' sind dann an der Tagesordnung. Spaß bei Seite. Wenn sie Probleme beim Urinieren, Schmerzen oder gar Blut im Urin haben, ist es höchste Zeit zur Tat zu schreiten. Gehen sie dann sofort zum Arzt. Dieses Problem entsteht durch Anwendung von starken Androgenen.

VÖLLEGEFÜHL

Unter der Anwendung von Anavar in oraler wie auch in injizierbarer Form entsteht ein starkes Völlegefühl. Kein anderes Steroid scheint diese Nebenwirkung hervorzurufen.

ÜBELKEIT

Nur zwei Steroide, Anadrol und Halotestin scheinen in Sportlern diese Nebenwirkung hervorzurufen.

DER GEBRAUCH VON STEROIDEN

TEIL I

Dies ist wieder ein sehr heikles Thema. Leider werde ich auch in PROJEKT MASS nicht umhin kommen, es zu behandeln. In ROIDS schrieb ich schon über diese Thematik und wurde von allen Seiten dafür kritisiert. Einfach deshalb, weil ich nicht mit den Massen durchs Land ziehe, sondern meinen eigenen Weg gehe. Dieser, mein eigener Weg, ist der, den Sportler kein X für ein U verkaufen zu wollen, sondern schlicht und einfach die Wahrheit zu sagen, so wie ich sie sehe. Viele Leser zeigten sich schockiert darüber, mit welcher Offenheit ich den Anabolikagebrauch behandelte. Warum nur? Was hätten diese Leser gedacht, wenn ich ein Anabolika-Buch im üblichen Stil geschrieben hätte? Ich kann mir vorstellen, daß sie davon genauso enttäuscht gewesen wären, wie ich es bei der Lektüre zahlloser Anabolika-Bücher war. Viele Seiten, viele Sätze, keine Information.

Es ist doch sinnlos, alle Wirkungen und Nebenwirkungen der Steroide zu erklären und dann, wenn man am Kernpunkt angelangt ist, dem Gebrauch und der Anwendung der Mittel nämlich, kurz und knapp zu erklären: das würde zu weit gehen, ich kann dazu nichts sagen. Ich möchte nicht mit meinen "Kollegen" auf einer Stufe stehen oder mit ihnen über den oft zitierten Kamm geschoren werden.

In PROJEKT MASS werde ich gerade den Punkt der Anwendung der Steroide sehr genau behandeln. Leider wissen immer noch zu wenige Sportler, wie sie anabole Steoide so anwenden können, daß Wirkung und Nebenwirkung in einem gesunden Verhältniss zu einander stehen. Dazu zählen dann natürlich auch wieder Anwendungsbeispiele. Gerade diese Anwendungsbeispiele werden wieder Stürme der Empörung bei Sportlern, Offiziellen und vor allem Anabolika-Gegnern auslösen. Aber was nützt ein Kochbuch ohne Rezepte? Nichts! Vor allem den Offiziellen und Anabolika-Gegnern stelle ich hier die Frage: warum die Aufregung, was soll die Empörung? Wenn irgendwann in der näheren Zukunft mein Buch ROIDS IV, Natural Bodybuilding auf den Markt kommt, werden sie sicherlich keinen Empörungssturm der Anabolika-Benutzer ob der Thematik dieses Buches erleben. In ROIDS IV werde ich auch genaue Angaben darüber machen, welcher Stoff in welcher Dosierung optimal wirkt, allerdings handelt es sich bei diesen Mitteln um Vitamine und dergleichen, Stoffe also, die auch bei Überdosierung nicht viel Schaden anrichten können. Somit ist es doch bei einem Buch, das von potenten Medikamenten handelt, umso wichtiger daß bei den Mitteln wenigstens ungefähre Dosierungen als Anhaltspunkte für die Sportler gegeben werden. Zumal die angegebenen Dosierungen nicht von mir bestimmt werden, sondern vielmehr sich aus dem ergeben, was von einem Großteil der Sportler national und international konsumiert wird. Wenn nun Tausende von Sportlern mit bestimmten Dosierungen bestimmter Medikamente gute Erfolge erzielen ohne Schaden zu nehmen, glaube ich es rechtfertigen zu können, diese Dosierungen als generelle Anhaltspunkte zu veröffentlichen. Diese Dosierungen sollen nicht zur Nachahmung dienen, sondern lediglich rein informativen Zwecken dienen. Natürlich habe ich keinerlei Einfluß darauf, was der Einzelne mit dieser Information anfängt, aber ich habe dann alles mir mögliche getan, um den Sportlern zu helfen ohne sie zu belügen. Würden sich die Offiziellen, die Verbände, die Verbandsärzte und die Wissenschaftler endlich daran machen, die Sportler in ihrem Leistungsstreben zu unterstützen, hätte ich mir viel Arbeit sparen können und es wären zudem exakte Informationen im Umlauf. Momentan sieht es leider so aus, daß jeder Sportler, der Anabolika benutzt, sein eigener Experte ist, und das nicht ohne Recht. Die meisten Sportler sind im Bezug auf Anabolikaanwendung viel geschulter als die meisten Ärzte.

Es ist, so glaube ich sagen zu können, auch endlich an der Zeit, daß die Medien, Sportzeitschriften, Panikmacher und dergleichen gerade diesen Punkt in ihren Berichten über Anabolika Ge- und Mißbrauch endlich einmal klar hervorheben. Kein Sportler der Welt würde mit seiner Gesundheit spielen, lägen von offizieller Seite klare Richtlinien über den Gebrauch von anabolen Steroiden vor.

Stattdessen wird halbherzig versucht, den Gebrauch von Dopingmittel mit verschiedenen Tests zu unterbinden, die selbst ein Nicht-Fachmann mit einfachsten Mitteln, etwas Logik und der nötigen Portion an

Frechheit umgehen kann. Ein etwas gewiefterer Hobbychemiker mit einem Fischertechnik Chemiebaukasten wird über die bestehenden Tests schallend lachen.

Man versucht mit Verboten, Sperren und dergleichen die Sportler abzuschrecken. Doch was wird damit erreicht? Über Verbote setzt man sich hinweg, über Tests wird geschmunzelt, wird ein Athlet gesperrt, wechselt er den Verband. Was also will man mit diesen Tests wirklich erreichen? Meiner Meinung nach will man damit den Schein wahren, will die "Helden" erhalten, will der Öffentlichkit weiter Sand in die Augen streuen. Es stellt sich nur die Frage, wie lange sich die Öffentlichkeit noch betrügen läßt. Immer wieder werden international Spitzensportler des Dopings überführt. Selbst der naivste "Bild"-Leser wird langsam wach und beginnt, die heile Welt des dopingfreien Spitzensportes anzuzweifeln. Nicht ohne Grund, das ist gewiß.

Zur Einleitung des Kapitels über die Anwendung der Steride wollen wir uns damit befassen, wie effektiv die von den anerkannten IOC-Labors durchgeführten Tests wirklich sind.

DIE DOPINGTESTS

Zu Anfang hat die Einführung der Dopingkontrollen die Hoffnung erweckt, daß der Leistungssport endlich frei werden würde von Chemikalien und somit wieder gleiche Chancen für jedermann entstehen könnten. Womit niemand gerechnet hat, ist die Tatsache, daß Sportler fieberhaft nach Wegen suchen würden, die Tests zu umgehen, ohne auf Medikamente zu verzichten. Tatsächlich waren viele Sportler dabei sehr erfolgreich.

Die Labors auf der anderen Seite sind den Athleten anscheinend nicht gewachsen. Zudem sind die Testergebnisse von Labor zu Labor und sogar in ein und dem selben Labor von Test zu Test so unterschiedlich und inakkurat, daß man schon daran Zweifeln muß, ob tatsächlich ausgebildete Laborspezialisten in den Labors arbeiten.

Momentan scheinen die biotechnologischen Möglichkeiten der Labors daran zu scheitern, daß die Etats der Labors keine erweiterte Methodenpalette zulassen. Diese Tatsache wird sich wahrscheinlich auch in absehbarer Zeit nicht ändern. Zwar hat die Endokrinologie in den letzten Jahren große Fortschritte gemacht, doch sind die Forscher weit davon entfernt, alle Vorgänge bei der Sekretion und der Steuerung der Stoffwechselvorgänge durch Hormone zu verstehen. Dies trifft auf körpereigene wie auch auf künstliche, zugeführte Hormone zu.

Es wurden Unterschiede von bis zu 50% zwischen Testergebnissen der A und B-Proben eines Sportlers festgestellt. Wohlgemerkt im gleichen Labor und mit dem gleiche Urin.

Der gleiche Urin zeigte bei Untersuchungen in zwei verschiedenen Labors zwei verschiedene Ergebnisse. Der getestete Parameter, das Verhältniss von Testosteron zu Epitestosteron wurde in einem Labor über 6:1, im zweiten Labor mit unter 6:1 festgelegt.

Ein anderes, nicht vom IOC anerkanntes Labor stellte gar einen Wert von 40:1 fest. Ein zweiter Test ergab einen Wert von unter 6:1.

Ein Athlet der bis zum Testtag Stromba einnahm, war beim Test dann negativ.

Eine Sportlerin wurde beim Test positiv für 19-Nortestosteron befunden was ein Indiz für die Anwendung von Nandrolon (DECA) ist. Tatsächlich nahm die Frau eine Antibaby-Pille, deren Abbauprodukte die gleichen waren wie die des Anabolikums.

Die Liste der falschen Testergebnisse könnte man noch einige Seiten weiterführen.

Durch das Wissen um diese häufigen Fehlurteile haben die besser informierten Sportler einen noch größeren Vorteil gegnüber dem Rest der Sportler. Die folgenden Medikamente sollten zu den angegebenen Zeiten abgesetzt werden um bei den Dopingtests negativ zu sein.

Bitte haben sie Verständniss dafür, daß ich für die nachfolgenden Angaben keine Garantie übernehmen kann. Beim Abbau und beim Nachweis der Steroide spielen viele Faktoren eine Rolle, die eventuell die Nachweisbarkeit der Medikamente so verändern, daß die folgenden Angaben nicht mehr zuverläßig sein können.

Vier bis fünf Monate vor dem Test:

Equipoise (Boldone)

Primobolan-Önanthat

Parabolan und Finajet

Dianabol Injekt

Zwei Monate vor dem Test:

Strombajekt

Primobolan-azetat

Masterid (Dromostanolon)

Esiclene (Formebolon)

Testosteron Cypionat, Önanthat,

Zwei Monate vor dem Test, orale Anabolika

Anadrol 50, (Oxymetholone)

Halotestin (Fluoxymesterone)

Fünf Wochen vor dem Test, orale Anabolika

Dianabol

Primobolan

Proviron

Maxibolin

Nilevar

Calusteron

Zwei Wochen vor dem Test, orale Anabolika

Anavar (Oxandrolone)

Stromba, oral

Alle Nandrolonester sollten nach Möglichkeit nicht mehr angewendet werden.

HGH wird bis zum Testtag verwendet, da es nicht nachweisbar ist.

HCG sollte spätestens zwei Wochen vor dem Test abgesetzt werden. Es besteht die Möglichkeit, daß durch HCG das Verhältnis von Testosteron zu Epitestosteron verändert wird.

Einige Athleten versuchen, durch das Trinken von großen Mengen Wasser ihren Urin soweit zu verdünnen, daß die Steroide nicht mehr nachweisbar sind. Auch dies eine recht zweifelhafte, ineffektive Methode. Auch die Einnahme von Probenezid oder anderen Blockern ist nicht mehr zuverlässig, da die meisten dieser Mittel schon auf der Dopingliste stehen.

Einige Athleten benutzen für mehrere Wochen vor den Tests Diuretika, um die Reste der Steroide aus dem Körper auszuschwemmen. Eine nicht empfehlenwerte Methode.

UNSICHTBARE ANABOLIKA

Viele Sportler benutzen Steroide ohne Einschränkung und ohne sie abzusetzen und sind trotzdem beim Test negativ. Sie passen ihre Testosteron/Epitestosteronespiegel durch zusätzliche Gaben beider Hormone dem 6:1 Verhältniss an. Oder sie geben beim Test direkt kleine Mengen Epitestosteron der Urinprobe bei.

Andere Sportler benutzen einfach Steroide, die nicht nachweisbar sind. Zur Zeit sind ca. 50 Steroide nachweisbar. Diesen 50 Mitteln stehen mehre tausend Mittel gegeüber, die nicht nachweisbar sind.

Wo diese Mittel nicht zur Verfügung stehen, lassen einige Athleten durch simple Veränderungen am Steroidmolekül neue Steroide herstellen. Die Dopingtests haben bislang nur den Unterschied zwischen guten und besseren Sportlern vergrößert.

DIE 19-NORTESTOSTERON-DISKUSSION

Wie schon oben erwähnt sollte auf alle Nandrolonester verzichtet werden. Diese Mittel scheinen extrem lange nachweisbar zu sein. In Bezug auf die Nandrolonester hat sich bei den Wissenschaftlern eine schwerwiegende Kontroverse in Bezug auf die Nachweisbarkeit dieser Mittel ergeben.

Oftmals wurden Sportler für 19-Nortestosteron positiv befunden, (19-Nortestosteron ist die Basis für z.B. Deca-durabolin), die das Ausgangsmedikament Nandrolon schon über 1 Jahr nicht mehr oder überhaupt noch nie benutzt hatten. Es stellte sich also die Frage, wie die 19-Nortestosteron-positiven Tests entstehen konnten. Vor mehreren Jahren wurde bewiesen, daß männliche Pferde auf natürlichem Weg 19-Nortestosteron produzieren, ganz im Gegensatz zur allgemeinen wissenschaftlichen Meinung, bis dato.

Nun hat sich rein theoretisch die Möglichkeit ergeben, daß 19-Nortestosteron eine Zwischenstufe bei der Produktion von Östradiol ist. Östradiol ist ein weibliches Hormon, das bei der Aromatisierung von männlichen zu weiblichen Hormonen entsteht. Dieser Prozeß wäre dann in allen Geweben möglich, in denen ein Aromatisierungsprozeß stattfinden kann. Dazu zählen unter anderem die weibliche Plazenta, Eierstöcke, Fettgewebe, Haare, Haut, Hoden und möglicherweise die Leber. In Anbetracht dieser Theorie sind die vielen Deca-positiven leicht zu verstehen. Ich will hiermit keineswegs sagen, daß es keine wirklichen Deca-positiven gibt. Aber bevor ein Sportler des Anabolikagebrauchs schuldig gesprochen wir, sollte erst schlüßig geklärt werden, ob die Produktion von 19-Nortestosteron oder anderer Produkte, die einen Sportler belasten könnte, nicht endogen stattfinden könnte. Es ist auch möglich, daß durch HCG oder durch andere leicht aromatisierende Steroide wie z.B. Dianabol, Anadrol 50, Testosteron und dergleichen die Östrogenproduktion erhöht wird und somit die Möglichkeit der 19-Nortestosteronproduktion steigt.

DER TESTOSTERON / EPITESTOSTERONTEST

Der Testosteron/Epiteststerontest wird zum Nachweis des Gebrauchs von exogenem Testosteron angewandt. Testosteron und Epitestosteron stehen im Körper genau wie andere Hormone auch in bestimmten Verhältnissen zueinander. Durch den Gebrauch von Testosteron oder anabolen Steroiden verschiebt sich das Verhältniss von Testosteron zu Epitestosteron zueinander. Bei normalen Männern liegen beide Hormone im Verhältniss 6:1 vor. Allerdings gibt es auch hier Ausnahmen. Es wurden bei normalen Männern schon T/E-Verhältnisse bis 10:1 gemessen.

Einer meiner Bekannten, der in ROIDS im Anhang erwähnte amerikanische Biochemiker Barry Sadler z.B. hat ein T/E Level von 8 :1, ganz gleich, ob er Anabolika benutzte oder nicht. Sicher kein Einzelfall.

Woher kommen nun die vielen T/E-positiven Sportler? Nach Meinung vieler Fachleute hat dies damit zu tun, daß die Sportler eine panische Angst haben, gerade bei diesem Test positiv zu sein.

Der erste Schritt den Sportler machen um den Tests zu entgehen, ist das Absetzen aller Langzeittestosterone und Langzeitanabolika. Es ist eine gängige Theorie, daß diese Mittel die Tests über lange Zeit negativ beeinflußen. Dies ist nicht ganz richtig! Die Sportler setzen also alle Langzeitmittel ab und setzte ihre Steroidzyklen mit oralen Mitteln fort.

Hierin haben wir auch gleich den Grund gefunden, warum Sportler, die so vorgehen beim Test oft negativ sind.

Dies hat mit einem Effekt zu tun der als Rebound-Effekt bei Sportlern und Ärzten bekannt ist. Der Rebound-Effekt beschreibt den Anstieg der körpereigenen Hormonproduktion nach dem Absetzen der die Produktion hemmenden Mittel, in unserem Falle also der anabolen Steroide.

Der Rebound-Effekt tritt zwei bis vier Wochen nach Absetzen der Medikamente ein.

Setzen Sie also die Anabolika - um sicher zu gehen - ca. 3 Wochen vor dem Test ab, so kann es durchaus sein, daß Sie durch diesen Rebound-Effekt so viel natürliche Hormone produzieren, daß ihr Testosteron/Epitestosteronspiegel über der magischen 6:1-Grenze liegt.

Viele Athleten, die beim Test negativ sind, sind nur deshalb negativ, weil sie die Steroide NICHT abgesetzt haben! Durch die weitere Anwendung der Anabolika bleibt die körpereigene Produktion soweit unterdrückt, daß beim T/E-Test oft ein Wert von unter 6:1 gemessen wird.

Was können wir daraus schließen? Möglicherweise daß 9 von 10 für negativ befundene Sportler trotz Test Anabolika benutzen.

Durch die weitere Anwendung von oralen Anabolika oder wassergelöstem Testosteron bis eine oder zwei Wochen vor dem Test wird die Hypothalamus-Hypophysen-Hoden-Achse, das hormonelle Steuerungssystem für Testosteron beim Mann, soweit unterdrückt, daß am Testtag so wenig Testosteron im Körper ist, daß der T/E- Test weit unter 6:1 ausfällt. Manche Athleten benutzen bis zu 25 mg wassergelöstes Testosteron pro Tag bis einige Tage vor dem Test. Oftmals werden zusätzlich bis zu einigen Tagen vor dem Test Diuretika angewendet, um die Ausscheidung von oralen Anabolika zu verstärken. Auch die Anwendung von HCG kurz vor dem Testtag ist fraglich weil dadurch die Testosteronproduktion angekurbelt wird, und somit ein T/E-Level von über 6:1 möglich wird. Außerdem ist HCG nachweisbar.

Fazit des ganzen: wer zu früh die Medikamente absetzt, hat sehr gute Chancen, beim Test positiv zu sein.

Auch hieran ist wieder zu sehen, daß die Dopingtests nicht ihren ursprünglichen Zweck erfüllen können. Mit etwas Information, Logik und Verständniss der physiologischen Zusammenhänge im Körper sind die Tests relativ leicht zu umgehen.

DHT-DIHYDROTESTOSTERON

Im Gegensatz zu Testosteron, dessen Anwendung durch eine Veränderung des Testosteon/Epitestosteron-Verhältnisses nachgewiesen werden kann, besteht für DHT kein Test zum Nachweis. DHT ist ein natürliches Androgen, das im Körper in verschiedenen Geweben aus Testosteron hergestellt wird. Es liegt in einer Konzetration von 55 ng (Nanogramm) pro 100 ml Blut vor. Es ist in einigen Geweben das bevorzugte Androgen. Testosteron ist allerdings das Hormon, das vom Muskelgewebe zum Wachstum bevorzugt wird. Testosteron bestimmt auch den männlichen Sexualtrieb.

DHT andererseits hat auch bestimmte Funktionen. Es bestimmt das Wachstum des Gesichtshaares, der Prostata und der äußeren männlichen Geschlechtsmerkmale. Trotzdem hat DHT einen starken, anabolen Effekt. Die DHT-Produktion beträgt nur den ca. zwanzigsten Teil der Testosteronproduktion bein normalen Mann. Es entsteht aus Plasma-Testosteron und Androstendion durch die enzymatische Reaktion des Enzyms 5-Alpha-Reduktase. DHT ist oral nicht wirksam.

DHT bindet sich besser und leichter an die Androgen-Rezeptoren als Testosteron. Ein kleiner Teil des DHTs wird direkt in den Hoden des Mannes produziert, wird also nicht aus Plasma-Testosteron gewonnen.

Dihydrotestosteron und seine Abkömmlinge werden von Athleten mehr und mehr vor testpflichtigen Veranststaltungen benutzt, um durch die Tests zu kommen. Der Hauptgrund ist wohl der, daß DHT und seine Derivate binnen kurzer Zeit aus dem Körper verschwinden, oder in nicht feststellbaren Mengen zurückbleiben.

Einige DHT-Abkömmlinge werden bis zu einer Woche vor dem Test benutzt.

Zu dieser Gruppe gehören:

ANAVAR

ANATROFIN (Injektion)

ANDROSTANOLON

ANDROSTALON

DROLBAN (Injektion)

EMDISTERON

MIOTOLON

MASTERID (Injektion)

MASTERIL (Injektion)

MASTERON (Injektion)

MASTERONE (Injektion)

NEOPONDEN

PESOMAX (Injektion)

PRIMOBOLAN (oral, Injektion event.)

ROXILON (wird nicht mehr hergestellt)

STROMBA (oral, Injektion event.)

WINSTROL (siehe Stromba event.)

ANDRACTIM GEL 2,5%

Die Dosierungen bei DHT liegen zwischen 50 mg und 250 mg täglich.

Hier nun ein paar Tips wie man vorgehen könnte, um den Saubermännern ein Schnippchen zu schlagen. Sicherlich kann ich keine Garantie dafür geben, daß sie den Test dann wirklich bestehen, aber einen Versuch ist es doch wert. Die hier veröffentlichten Ratschläge wurden von vielen Sportler befolgt, die bisher noch nie bei einem Test positiv waren.

Welche Tests muß ein Athlet eigentlich über sich ergehen lassen?

Befassen wir uns zuerst mit dem üblichen Urin-Test, im Jargon Pisstest genannt. Dieser Test ist recht einfach zu bestehen.

Der einfachste Weg durch den Test ist der, wie schon erwähnt, in der Off-Season nur orale Anabolika zu benutzen.

Um Langzeitanabolika zuverlässig anwenden zu können, müßten genauere Studien durchgeführt werden. Es wurden schon Sportler getestet, die Nandrolon binnen 7 Monaten aus ihrem Körper rückstandslos verarbeitet hatten. Vor ein paar Jahren sprach ich mit einer Angestellten von Organon Deutschland über die Nachweisbarkeit von Nandrolon. Ihrer Meinung nach sei Nandrolon nach ca. 3 Monaten nach der letzten Injektion nicht mehr nachweisbar. Wer dennoch positiv testet und behaupte keine Nandroloninjektion währen der letzten 3 Monate bekommen zu haben, würde lügen. Soweit die Aussage einer Ärztin von Organon Deutschland.

Die sichersten oralen Anabolika die man einnehmen kann, sind Dianabol und Anavar.

Nach dem Absetzen der anabolen Steroide gibt es noch sehr viele anabole Substanzen, die sie weiter einehmen können ohne beim Test aufzufallen. Zum Beispiel synthetisches Schilddrüsenhormon T4. T4 wirkt anabol solange es nicht zu T3 umgewandelt wird.

Ein sehr starkes Anabolikum, das gerade in letzter Zeit in Deutschland Aufsehen erregt hat, ist Clenbuterol. Clenbuterol ist ein Astmamittel, das unter dem Namen Spiropent© im Handel ist. Clenbuterol erhöht die Anzahl der T4-Rezeptoren in der Muskelzelle. Tierversuche haben ergeben, daß durch Clenbuterol die Durchmesser der roten Muskelzellen (Fast-Twitch Fasern) nach 12 Wochen Behandlung um 40% zunahmen. Der Eiweißgehalt der Zellen nahm um13% zu, der Gesammtfettgehalt der Körper nahm um 20% ab. Clenbuterol regt die Braunfett-Verbrennung an. (Sehr vielversprechende Untersuchungsergebnisse.)

Ein weiteres Medikament aus der Tiermedizin heißt Zeranol. Der Freiname ist Resorcinol-Lacton. In Amerika ist der Handelsname Ralgro. Es handelt sich bei Ralgro um Implantat- Tabletten für Rinder. Bei Powerliftern ist das Mittel sehr beliebt. Für unseren Zweck werden die Tabletten mit einem Mörser zu Puder gestoßen und mit öligen Anabolika gemischt und injiziert. Die Normaldosis liegt bei drei Implants pro Woche. Ich habe diese Implants getestet und kann nur sagen: "sehr gut". Ich erfuhr einen gigantischen Kraftzuwachs binnen kürzester Zeit. Allerdings benutzte ich nicht 3 Tabletten pro Woche, sondern 3 Tabletten pro Tag aufgrund eines Mißverständnisses!

Zeranol steht nicht auf der IOC-Liste der verbotenen Mittel.

Auch L-Dopa wird dazu benutzt, heil durch die Tests zu kommen, bzw. die nachlassende Wirkung der Anabolika abzufangen. Durch L-Dopa wird die körpereigene HGH-Produktion erhöht. Catapressan, ein Mittel gegen hohen Blutdruck wirkt allerdings besser. Für Sportler mit niederem Blutdruck ist Catapressan nicht zu empfehlen. Auch Catapressan steht nicht auf der Dopingliste.

Soweit anabole Steroide hier angesprochen werden, gibt es zwei Medikamente, die unbedenklich bis kurz vor dem Test (einige Tage) benutzt werden können.

Pesomax von Boniscontro/Spanien und Miotolon von Daiichi/Japan sind nicht nachweisbar. Letzteres steht unter dem Spezialitätennamen Furazabol in den Listen internationaler Apotheken. Beide Medikamente gehören zur schon besprochenen Gruppe der Dihydrotestosterone. Diese Medikamente sollten ca. 3 Tage vor dem Test abgesetzt werden.

DIE BLOCKER

Der wohl bekannteste Blocker, Probenezid steht mittlerweile auf der Dopingliste von IOC, IFBB und anderen Verbänden. Probenezid und alle verwandten Substanzen sind nach den Regeln der Verbände verboten. Das Verbot besagt allerdings nicht, daß unbedingt auf diese Substanzen getestet wird. Hier die

Namen einiger verwandter Substanzen die die Ausscheidung von anabolen Steroiden aus dem Körper verhindern:

AZUBROMARON

DESURIC

MINURIC

URICOVAC

URINORM

Die Dosierung dieser Mittel liegt bei 80 bis 160 mg pro Tag.

Sulfinpyrazon, als Anturano im Handel, hat die gleiche Wirkung wie Probenezid.

Ein weiteres Mittel das die Ausscheidung von Steroiden verhindert ist Carinamid.

Es wird gemukelt, daß weibliche Athleten aus östlichen Regionen den Test bestanden, in dem sie einen Katheter mit einem Flüßigkeitsreservoir in die Scheide einführten. Diese Behälter sei mit reinem

Urin gefüllt. Beim Test ließen dann die Frauen den Fremdurin in den Testbehälter. Raffiniert, aber hart an der Grenze des Erträglichen, finde ich.

Damit wäre alles gesagt, was über die Dopingtests zu sagen war. Nach diesem kleinen Einblick in die Testprozeduren und was man dagegen tun kann, ist ihnen sicher klar, was mit den Tests bewirkt wird. Es werden lediglich die Athleten erwischt, die unvorbereitet zu den Wettbewerben gehen. Irgendwie müssen die Panikmacher doch immer etwas Arbeit bekommen.

DER GEBRAUCH VON STEROIDEN

TEIL II

Leider hat sich in den letzten Jahren von offizieller Seite immer noch nichts getan, was den Sportlern weiterhelfen könnte. Niemand scheint sich dafür zu interresieren, was in der Szene los ist. Zumindest nicht so, daß man es merkt.

Ich bin fast davon überzeugt davon, daß die Offiziellen, die Ärzte und die Betreuer der Sportler, die national und international erfolgreich sind, genau wissen, wer was und in welcher Dosierung benutzt. Gespräche darüber finden offensichtlich nur hinter verschlossenen Türen statt.

Mit der Veröffentlichung der folgenden Steroidprogramme möchte ich nicht den Eindruck erwecken, jemals an einer dieser verschlossenen Türen gelauscht zu haben. Alle Programme, die hier aufgelistet werden, sind die, die von Sportlern jedes Kalibers überall in den Studios angewandt werden.

Bevor ich zu den Steroidprogrammen komme, möchte ich ein paar Ausdrücke erklären, die in diesem Kapitel häufiger vorkommen.

AROMATISIERUNG

Der Aromatisierungsprozeß beschreibt den Umwandlungsprozeß stark androgener Steroide zu weiblichen Hormonen. Mehr dazu in ROIDS, anbole Steroide.

BITCH TITS

Ein Ausdruck aus dem Bodybuilder-Jargon, der die Schwellung der männlichen Brustdrüsen infolge zuhoher Östrogenspiegel beschreibt (siehe Gynäkomastie). - Kein schöner Ausdruck, aber sehr einprägsam.

DÜBEL

Dübel, Pfeil, Stecker usw. sind Ausdrücke für Injektionsnadeln. Diese Ausdrücke werden in der Sportwelt eher akzeptiert als der Ausdruck Nadel. Man weiß ja nie, wer mithört.

DESINGNER-STEROIDE

Eine Gruppe von Steroiden, die angeblich in der DDR hergestellt wurden. Wie sich herausgestellt hat, waren all diese Medikamente amerikanischen Ursprungs. Alle Mittel dieser Kategorie waren einfache Mischungen herkömmlicher Steroide. Manche dieser Mischungen waren trotz allem hochwirksam. Die Preise dieser Mittel lagen zwischen 300 und 700 US-Dollar pro 30 ml-Flasche. Ein paar gewiefte "Geschäftsleute" machten mit diesen Miteln ein Bombengeschäft.

PUMPE

Ausdruck für Spritze.

SCHIEßEN

Dies hat nicht mit dem Schießen zu tun, wie wir es aus dem Kinowestern kennen. Unser Schießen geschieht mit kleinstkalibrigen Waffen, ca. 5ml, 0,9 mal 38mm. Ein Ausdruck für Injizieren also.

PLATEAU

Mit einem Steroid ein Plateau zu erreichen bedeutet, keinen weiteren Fortschritt zu machen. Tritt ein Plateau ein, wird entweder der Zyklus abgebrochen, die Dosis erhöht, ein neues Steroid dazu genommen oder die Steroide gewechselt. Sportler, die Steroide das ganze Jahr über benutzen, kümmern sich nicht weiter um Plateaus.

STACKING

Athleten stacken Steroide, d.h. nehmen verschiedene Steroide in Kombinationen ein, um einen eventuellen synergistischen Effekt der Medikamente auszunutzen.

STAGGERING

Medikamente zu staggern bedeutet, immer ein Medikament allein einzunehmen. Hat sich der Effekt des

Mittels verlaufen, wird mit einem neuen Medikament fortgefahren.

ZYKLUS

Zyklus bedeutet eine Gruppierung von Steroiden über einen gewissen Zeitraum einzunehmen. Der Ausdruck hat seinen Ursprung darin, daß Sportler Steroide immer in bestimmter Art und Weise über eine bestimmten Zeitraum einnehmen, meist mit geringer Dosierung beginnend und dann über die Höchstdosierung wieder langsam ausschleichend. Oft werden Zyklen auch mit der Höchstdosierung begonnen und über einen Zeitraum von 6-8 Wochen langsam abgesetzt.

MASSE-ZYKLUS

Ein Masse-Zyklus dient einzig und allein der Gewichtszunahme. Die hierbei verwendeten Medikamente sind starke Androgene, die zum Teil auch leicht aromatisieren. Deshalb sind Nebenwirkungen wie Bluthochdruck, Ödeme und Akne während eines Massezyklus akzeptiert.

DIÄT-ZYKLUS

Ein Diätzyklus besteht aus einer Gruppierung von Steroiden, die während einer Wettkampfvorbereitung benutzt wird. Dabei werden Steroide angewendet, die nicht aromatisieren, keine osmotische Aktivität haben und nur schwach androgen sind. Auch nichtosmotische, nicht-aromatisierende Androgene wie z.B. Proviron werden eingesetzt.

ZITZEN

siehe bitch tits. Ein wirklich häßlicher Ausdruck für ein häßliches Phänomem.

SUB-Q

Sub-Q ist die Bezeichnung für Injektionen die nicht in den Muskel, sondern in das Unterhautgewebe gegeben wird. Eine subkutane Injektion also.

SHOTGUNNING

Shotgunning bedeutet, jedes verfügbare Steroid oder andere Mittel ohne Einhaltung eines Planes oder Zyklus wahllos einzunehmen oder zu injizieren. Leider gibt es wirklich Sportler, die alles schießen, das durch eine Kanüle paßt. Kein sehr guter Weg.

Nach dieser Einführung in den Bodybuilder-Jargon kommen wir nun zu dem, worauf Sie so lange gewartet haben: die Steroid-Programme.

Sie werden unterteilt in Anfängerprogramme, Fortgeschrittenenprogramme, Frauenprogramme und so weiter. Leider kann ich nur ungefähre Angaben machen über die Dauer der Programme. Es wäre vermessen zu behaupten, diese oder jene Zykluslänge ist die beste. Die Länge der Zyklen sind von Sportler zu Sportler verschieden. Ich persönlich bevorzuge 6- bis 7-wöchige Zyklen. Beim nächsten Sportler zeigen sich nach 6 Wochen vielleicht erst die ersten Veränderungen, so daß ein 12-Wochen-Zyklus genau richtig wäre. Ich kenne auch Spotler, die intermittierte Zyklen durchführen, d.h. sie nehmen 2 Wochen große Dosen von Steroiden ein und legen dann eine oder zwei Wochen Pause ein, und das über das ganze Jahr. Andere Sportler machen nur einen Zyklus pro Jahr, beginnend am 1. Januar und endent am 31. 12. Dazwischen gibt es offensichtlich unzählige Variationsmöglichkeiten.

Aufgrund der leider fehlenden wissenschaftlichen Daten ist es auch nicht möglich, mit Sicherheit das eine oder andere zu empfehlen. Was für den einen recht ist, muß für den anderen nicht billig sein.

Leider schweigen die, die etwas wissen, beharrlich. Einige Länder wie Spanien und Argentinien wissen offenkundig etwas. Die einstige DDR, Bulgarien, Rumänien und viele andere Ostblockstaaten sind bekannt für ihr staatlich gesteuertes, wissenschaftlich untermauertes Doping. Man halte sich nur die Bilder der Weltmeister im Teeny-Alter vor Augen.

Vielleicht kommt jetzt nach Perestroika und Glasnost einige der wohlgehüteten Information in Umlauf. Mal sehn.

WAS FÜR WEN ?

Fragen Sie einen Powerlifter, einen Bodybuilder und einen Athleten einer anderen Sportart nach den besten Medikamenten, so werden Sie wohl mindestens drei verschiedene Antworten bekommen.

Powerlifter werden stark androgene Mittel nennen. Also Testosteron, Anadrol 50 oder Halotestin. Bodybuilder werden stärker anabole Medikamente nennen. Zum Beispiel Deca-Durabolin, Anavar oder Primobolan. Sprinter oder andere Läufer scheinen großen Gefallen an Stromba zu finden. Männer benutzen Steroide, die Frauen nicht eines Blickes würdigen.

Auch die Frage, ob Spritze oder Tablette ist nicht einheitlich zu beantworten. Manche Sportler benutzen nur Tabletten, weil die "besser reingehen". Andere wiederum benutzen nur injizierbare Anabolika wegen der geringeren Leberschädlichkeit. Diese Beispiele könnte ich noch seitenlang weiterführen, eine unendliche Geschichte sozusagen.

Die folgenden Programme sind für Bodybuilder und Powerlifter ausgelegt, die hauptsächlich Masse und Kraft aufbauen wollen.

Athleten anderer Sportarten können von diesen Angaben auch profitieren, bei stark verringerter Dosis allerdings. Die Mengen, die Leichtathleten beispielsweise einnehmen, würden beim Bodybuilder-Frühstück sicher nicht auffallen.

Natürlich übernehme ich dafür keine Garantie. Sicher gibt es auch unter den Leichtathleten richtige "Druggies".

Es gibt auch Steroide, die Sportler aggressiver machen. Dazu werde ich keine Angaben machen. Ob der derzeitigen Diskussion über die Existenz von Steroid-Psychosen wäre dies sicher unklug.

GRBRAUCHSKATEGORIEN

Die Gebrauchskategorien sollen helfen, etwas Klarheit in das Dunkel der folgenden Steroid-programme bringen. Zu allem, was ich schreibe, gibt es sicher jemanden, der es besser weiß. Die veröffentlichten Programme sind die, die einem Großteil der Anwender guten Massen- und Kraftzuwachs gebracht haben. Sie sind auch danach unterteilt und gekennzeichnet, wie groß die Gefahr der eventuellen Nebenwirkungen ist. Auch Dosierungsmäßig sind die Programme unterteilt, von leicht bis "very heavy". Programme für jeden, sozusagen im "Sonderangebot".

Die verwendeten Steroide sind zum Großteil Medikamente, die ohne Probleme in deutschen oder in internationalen Apotheken mit oder ohne Rezept, je nach Laune des Apothekers, zu erstehen sind. Sie sollten sich darüber im klaren sein, daß Sie sich der Steuerhinterziehung strafbar machen, falls Sie Mittel benutzen, die eingeschmuggelt wurden. Natürlich richtet ein einzelner Käufer keinen großen Schaden an. Die Behörden denken jedoch immer sofort, daß sicher noch mehr zu finden ist, wenn sie eine geschmuggelte Packung sicherstellen konnten. Durch einen einzigen dummen Zufall kann es geschehen, daß Sie für die nächsten Jahre oft unsichtbar, treue Begleiter von der Zollfahndung haben. Also Vorsicht, oder noch besser, alle Medikamente in Apotheken kaufen.

ALLE FOLGENDEN PROGRAMME SIND NICHT ALS ANLEITUNG ZUM GEBRAUCH VON ANABOL/ANDROGENEN STEROIDEN GEDACHT. DA ICH KEIN ARTZT BIN, KANN ICH AUCH DIESBEZÜGLICH KEINE ANLEITUNG GEBEN. BEI DEN ZYKLEN HANDELT

ES SICH UM PROGRAMME DIE ÜBERALL IN DEN STUDIOS UND SOGAR WELTWEIT VON SPORTLERN ANGEWANDT WERDEN.

KATEGORIE 1 - ANFÄNGER

Dieses Programm ist für Anfänger, die noch nie mit anabolen Steroiden zu tun hatten. Bei Anfängern sind mit sehr geringen Dosen sehr gute Ergebnisse zu erzielen. Die Dosierung mag lächerlich erscheinen, ist aber bei absoluten Anfängern sehr wirkungsvoll.

Als Medikamente stehen zur Auswahl: Primobolan zu 5 mg/Tablette oder Primobolan S zu 25 mg/Tablette, Anavar zu 2,5 mg/Tablette oder Dianabol/Nerobol, besser Anabol Tablets aus Thailand. Die thailändischen Tabletten sind noch besser als Nerobol oder Dianaboltabletten, die manchmal zweifelhafter Herkunft sind. Ich habe dieses Programm auf Anraten eines "Freundes" vor vielen Jahren persönlich durchgeführt.

Als Medikament meiner Wahl nahm ich die 5 mg Primobolan-Tabletten ein. Mit 20 mg/Tag erzielte ich sehr gute Ergbnisse. Seltsamerweise stellte ich während der ersten 3 Wochen nicht die geringste Veränderung fest. In der vierten Woche allerdings schien ich zu explodieren - für damalige Verhältnisse jedenfalls. Die Dauer des Programmes war 6 Wochen. Dieses Programm kann auch von Frauen angewandt werden.

ANFÄNGER 2

Zwischen meinem ersten und zweiten Zyklus lagen ca.12 Monate Abstand. Zwar experimentierte ich in der Zwischenzeit mit höheren Dosierungen von Primobolan, jedoch ohne durchschlagenden Erfolg. Während eines mehrmonatigen USA-Aufenthaltes 1982 begann ich mich über die unglaublichen Kraftleistungen und die Masse der amerikanischen Bodybuilder zu wundern. Nach ein paar Wochen im Studio gab mir ein Bekannter die Telefonnummer eines Arztes, der Anabolikatherapien mit Sportler durchführte. Nach einer kompletten Untersuchung begann der Arzt mit der "Behandlung". In einem Zeitraum von exakt 4 Wochen steigerte ich mein Körpergewicht von 68 auf 92 kg. Allerdings aß ich auch alles was kein Lebenszeichen mehr von sich gab. Zwar konnte ich nie genau feststellen, wieviele Kalorien ich aufnahm, aber mit Sicherheit ein Minimum von 8000 kcal pro Tag müßen es gewesen sein. Allein mein Konsum an Zusatz-Nahrung, sprich Gewichtszunahme-Drinks, lag bei zwei 2-Kg-Dosen pro Woche.

Das Steroidprogramm, das mir verabreicht wurde, bestand aus Deca-Durabolin, bzw. no-name Nandrolon, 200 mg pro Woche, und Anavar-Tabletten, 10 mg pro Tag. Das Programm dauerte ca. 8 Wochen. Nach diesem Zeitraum flachte die Wirkung der Medikamente soweit ab, daß ich sie absetzte.

Die Nandrolondosierung erschien mir damals wahnsinnig hoch, die Wirkung war jedoch gigantisch. Durch die zusätzlichen 10 mg Anavar pro Tag wurde ich praktisch täglich stärker. Meine Kraftleistung in der Kniebeuge, im Bankdrücken und im Kreuzheben nahm um über 40 kg zu. Dieses Programm ist mit der Hälfte der Nandrolon-Dosierung auch für Frauen noch vertretbar.

ANFÄNGER 3

Das oben genannte Programm kann auch mit Nandrolon und Dianabol durchgeführt werden. Mit Dianabol werden Sie mehr Wasser einlagern, da dieses Medikament im Gegensatz zu Anavar auch schon in geringer Dosierung aromatisiert. Für Frauen sind 20 mg Dianabol/Tag die höchste noch vertretbare Dosierung. Darüber hinaus stellen sich starke Vermännlichungserscheinungen ein (Bartwuchs usw.). Wenn sie sich also nicht jeden Morgen mit ihrer Frau oder Freundin um den Rasierapparat streiten wollen, schließen Sie die D-Bol-Tabletten weg.

ANFÄNGER 4

Für Sportler, die mehr auf Kraftleistung denn auf Muskelmasse aus sind, empfiehlt es sich, mehr androgene Mittel einzusetzen. Eine Kombination von 100 bis 200 mg Testosteron und 25 bis 50 mg Dianabol pro Tag zeigen hier eine gute Wirkung. Die angegebenen Höchstdosierungen von 200 mg plus 50 mg sollten allerdings nicht sofort eingenommen werden, sondern die Dosissteigerung sollte langsam vonstatten gehen. Verwenden sie Testosteron-Propionat, müssen Sie mindestens zweimal pro Woche injizieren.

KATEGORIE 2 - Steroidprogramme für Männer

Seltsamerweise wurde dieses Steroidprogramm von den Herstellern der DDR-Steroide als Ersatz für Bolasteron angegeben. Die verwendeten Medikamente garantieren in den angegebenen Dosierungen sehr gute anabole Wirkung, gesteigerte Erholungsfähigkeit und guten Kraftzuwachs. Das Programm besteht aus einer Tablette Anavar pro 10 kg Körpergewicht, zweimal pro Woche 50 mg Durabolin oder Nerobolil und 25-50 mg pro Woche Testosteronpropionat.

Durabolin bewirkt guten Massezuwachs, Anavar gibt mehr Kraft, und Testosteron erhöht die Erholungsfähigkeit. Durch die Verwendung von Anavar und der zwei Injektionen pro Woche ist dieses Programm relativ teuer. Um der Aromatisierung der Steroide vorzubeugen, kann man Nolvadex hinzufügen. Durch Nolvadex wird zusätzlich der Fettabbau verstärkt. Dieses Programm wird von vielen Athleten ganzjährig angewandt. Es ist eines der sichereren Steroidprogramme. Es eignet sich gut für Bodybuilder, die keine Wettkämpfe im Sinn haben. Dieses Programm würden auch Ärzte ohne Bedenken verschreiben.

MÄNNER 2

Hierbei handelt es sich um das schärfste Programm, das ein Arzt verschreiben würde. Ein sehr gutes Masse-Programm für Bodybuilder und Powerlifter jüngeren Alters (bis ca. 30 Jahre).

Die Medikamente sind Testosteronönanthat (Testoviron) und Anadrol 50, (Plenastril, Oxytosana). Die Dosierungen: Anadrol 50 ca 1-3 Tabletten täglich. Testosteronönanthat 400 mg pro Woche. Nolvadex 10 mg pro Tag. Dieses Programm wurde auch schon mit höheren Dosierungen durchgeführt, jedoch nicht unter ärztlicher Aufsicht. Falls Sie Probleme mit Ihren Brustdrüsen hatten, werden Sie sie mit diesem

Programm wieder bekommen. Akneprobleme sollten mit 20 mg Roaccutan pro Tag zu unterdrücken sein. Injizierbares Anadrol ist den Tabletten vorzuziehen, da es ungefähr dreimal stärker ist. Anadrol i.m. ist in Deutschland kaum zu bekommen. Männer, die von Steroiden Haarausfall bekommen, sollten dieses Programm meiden.

MÄNNER 3 - Das effektivste Programm für Männer

Dieses Programm ist der "Hammer" unter den Programmen. Bestehend aus starken Androgenen, packt dieses Programm Masse und Kraft auf die Knochen wie kaum ein anderes. Die Nebenwirkungen sind unter Umstände beträchtlich. Kein Stack, den ich ruhigen Gewissens empfehlen kann, aber sicherlich einer der besten.

Die "Zutaten":

Man nehme: Androl injekt oder Tabletten, bis zu 6 Tabletten pro Tag. Parabolan 2-3 Ampullen pro Woche. Teststeronönanthat oder ein Mehrkomponenten-Teststeron wie z.B. Sustanon 250, Omnadren etc., 500-1000 mg pro Woche.

Da Finajet schon lange nicht mehr produziert wird, können Sie entweder eine der besseren Fälschungen statt Parabolan benutzen oder eben das Original-Parabolan, das über international Apotheken bezogen werden kann. Da wir ja nichts Illegales tun wollen, fahren wir nicht selbst nach Frankreich und kaufen Parabolan zum Spottpreis, nein, wir halten uns an die Gesetze. Falls Finajet benutzt werden soll, sind 30-60 mg zweimal pro Woche ausreichend.

Anadrol injekt sollte höchstens zweimal pro Woche injiziert werden.

Dieser Stack ist für Jungs gedacht, die Wettkämpfe bestreiten und nicht unbedingt irgendwann einmal Rente kassieren wollen. Nichts also für den Durchschnitts-Bodybuilder.

MÄNNER 5

Ein weiteres aktuelles Programm besteht aus folgenden Medikamenten:

Deca-Durabolin 500 mg pro Woche

Testosteron 250 mg pro Woche

Dianabol Tabletten oder Anabol Tablets, 20-40 Stück pro Tag

Dies ist ein weiterer Hammer unter den Stacks. Stark androgen, stark anabol. Bei diesem Stack wird etwas mehr Wert auf die anabole Wirkung gelegt, deshalb die hohe Nandrolondosierung. Testosteron ist mit 250 mg pro Woche zwar mager, dies wird aber durch die androgene Restwirkung von Nandrolon und vor allem durch die hohe Dosis an Methandienone (Anabol Tablets) mehr als ausgeglichen .

Die Dauer der beiden letzten Stacks sollte nach Möglichkeit 8 Wochen nicht überschreiten.

MÄNNER 6

Ein weiterer, sehr guter Stack besteht aus einem starken Androgen und einem stark anabolen Medikament: Finajet und Strombjekt. Strombajekt ist im Grunde ein schwaches Mittel. In Kombination mit Finajet wird es allerdings zur Superwaffe gegen Untergewicht und Kraftlosigkeit.

Die Anfangsdosierungen liegen bei 1 ml (30 mg) Finajet im Wechsel mit 50 mg Strombajekt. Mit dieser Kombination wird kaum Wasser oder Fett im Körper gehalten.

Dieser Stack eignet sich sehr gut für die von mir bevorzugten 6-Wochen-Zyklen.

Mit der Mindestdosierung begonnen, können sie im nächsten Zyklus die Dosis erhöhen und somit erneut profitieren. Dieser Stack ist relativ teuer.

MÄNNER 7

Dies ist das populärste Shotgun-Programm für Männer. Es besteht zur Wettkampfvorbereitung aus:

Protropin (HGH) 4 I.E.täglich

Strombajekt 50 mg täglich

Masteron oder Permastril 50 mg täglich

Anavar 15-30 Tabl. täglich

Ein Massestack könnte folgendermaßen aussehen:

Dianabol 10 + Tabletten pro Tag

Anadrol 50 1-3 Tabletten pro Tag

Sustanon 250 1+ Ampullen pro Woche

Testosteronönanthat 400mg+ pro Woche

Finajet 30mg + jeden zweiten Tag 20 mg Novaldex

Das sind Programme, die nur sehr kurz und selten eingesetzt werden

MÄNNER 7 - Powerlifting

Powerlifter sind, wie wir alle wissen, in ihrem Auftreten, ihren Verhaltensweisen und natürlich auch in ihrem Medikamentenmißbrauch etwas - sagen wir mal - exzentrisch.

Bei Powerlifting-Wettbewerben sieht man rohe Gewalt, wo man hinsieht. Nicht unbedingt brutale Gewalt, aber das ist Geschmacksache. Kommt es doch vor, daß man in einer Ecke einen Teilnehmer sieht, der versucht, sich die eventuell fehlende Kraft mittels einer 10 kg-Scheibe in den Schädel zu schlagen. Oder man kann Jungs beobachten, die sich nach bester Western-Manier Ohrfeigen und sonstige Schläge, zur Stärkung der Wettkampfmoral natürlich, verabreichen. Andere behandeln sich mit Äther solange, bis die Helfer sie zur Plattform zum Kreuzheben führen müssen. Ich möchte hier die Powerlifting-Gesellschaft nicht in ein zweifelhaftes Licht ziehen, nicht alle Powerlifter sind so exzentrisch. Es gibt sicher auch ganz normale Männer und Frauen unter den Powerliftern, mit absoluter Sicherheit die Mehrzahl der Sportler.

So außergewöhnlich wie die Verhaltensweisen der Powerlifter beim Wettkampf, so außergewöhnlich sind auch die Vorbereitungsweisen der Sportler lange vor dem Wettkampf.

Wenn sie sich Powerlifter betrachten, werden sie sich oft fragen, wie diese Männer und Frauen so gigantische Muskelmassen aufbauen konnten, zumal diese Sportler im Vergleich zu Bodybuildern sehr wenig trainieren. Ich bin überzeugt davon, daß gerade dieses weniger an Training die großen Muskelmassen ermöglicht. Darauf werde ich jedoch in einem Masse-Trainingskurs genau eingehen.

Was den Medikamenten-Gebrauch von Powerliftern betrifft, glaube ich sagen zu können, daß diese Sportler keineswegs als kleinlich bezeichnet werden können.

Bei meinem USA-Aufenthalt 1982 wollte ich natürlich unbedingt wissen, wieso jeder außer mir so furchtbar stark war. Don trainierte ein junger Mann, ca. 1,75 m groß, 58 kg schwer, der locker und ohne Probleme mit 220 kg Sätze von 3 Wiederholungen in der Kniebeuge machte. Auch im Bankdrücken und Kreuzheben war er ähnlich stark, sehr stark.

Die Lösung des Geheimnisses lies nicht lange auf sich warten. Einer meiner Trainingskameraden holte ein Erdnußbutterglas aus seiner Tasche, dessen Inhalt ert durch etwas seiner Meinung nach Nahrhafteres ersetzt hatte, nämlich mindestens 1000 Anavar-Tabletten. Dies war das erste mal, daß ich Anabolika-Tabletten in solcher Menge sah. Natürlich war ich hocherfreut, als ich einige Wochen später von meinem Arzt gerade diese Anavar-Tabletten verschrieben bekam. Und natürlich erst recht über die vollen 10 mg pro Tag. Ich kann mir vorstellen, daß die Powerlifter um mich herum die vier Tablettchen, die ich vom Arzt bekam, belächelten. Ich konnte schließlich nicht wissen, wie hoch die Powerlifter anabole Steroide dosieren. Nach und nach bekam ich mehr Einblick in das, was geschah. Nachdem ich die ersten 10 kg zugenommen hatte, schien ich den Eindruck zu machen, daß ich es ernst meinte, mit dem was ich tat. Die Trainingskameraden wurden offener und erklärten mir vieles aus der Welt der Steroide. Alles in allem merkte ich - bedingt durch viele Gespräche mit Athleten und durch meine eigene Erfahrung mit Steroiden - , daß im Bezug auf Steroide mehr auch besser bedeutet: eine letztendlich schlechte Erfahrung. Zwar habe ich mein Denken dahingehend revidiert, aber leider nicht die Massen.

Da ich das Denken der Sportler mit Sicherheit nicht ändern kann, sehe ich meine Aufgabe darin, die Massen zu informieren, mit harten Fakten aus dem wahren Leben, und dazu dient PROJEKT MASS.

Zurück zu den Powerliftern. Wie schon bemerkt, sind Powerlifter bei ihrem Medikamentenkonsum nicht zimperlich. Powerlifting-Programme haben meistens eine Basis, die aus Testosteron in irgendeiner Form besteht. Als orale Mittel stehen immer stark androgene Steroide im Vordergrund. Anadrol 50 oder Plenastril, Dianabol, Halotestin, und Anavar sind die Medikamente der Wahl. Auch reine Androgene wie Proviron, Parabolan oder Finajet finden häufig Verwendung.

Anavar nimmt unter allen oralen Medikamenten eine Sonderstellung ein. Es verstärkt wie kein anderes Medikament die Kreatinphosphat-Synthese. Dies bedeutet im Klartext, daß sie von Anavar stark oder sehr stark werden, abhängig von der Dosis. Außerdem wird Anavar nicht zu Östradiol bzw. Östrogen umgewandelt, es aromatisiert nicht. Alle Programme werden mit 10 mg Nolvadex ergänzt.

ICH MÖCHTE HIER NOCH EINMAL DARAUF HINWEISEN, DAß ALLE PROGRAMME, DIE ICH HIER AUFLISTE, NICHT ZUR NACHAHMUNG DIENEN SOLLEN. ES HANDELT SICH BEI DEN FOLGENDEN ZYKLEN LEDIGLICH UM BEISPIEL DESSEN, WAS SPORTLER ÜBERALL IN DEN STUDIOS AUSPROBIEREN UM EINEN VORSPRUNG VOR DER KONKURENZ ZU BEKOMMEN.

POWERLIFTING 1

Ein Programm, das in den USA sehr beliebt war und deshalb oft benutzt wurde, besteht nur aus Tabletten. Anadrol und Anavar sind hier die Mittel der Wahl. Das Programm kann je nach Anzahl der Tabletten von Anfängern bis zu Top-Powerliftern benutzt werden. Hierbei werden pro Anadrol 50-Tablette 3 Anavartabletten eingenommen. Wer diese Kombination 1:3 entwickelt hat, ist nicht mehr mit absoluter Sicherheit zurückzuverfolgen. Gerüchteweise vernahm ich, Tony Fitton sei der Urheber dieses Stacks. Tony Fitton ist eine der wenigen Personen in der Kraftsport-Szene, die zu 99% die Wirksamkeit einer Medikamenten-Kombination abschätzen kann. Aber ganz gleich, wer diesen Stack entwickelt hat, er wirkt, und zwar gut. Die Anavardosis erscheint mir persönlich etwas leicht, aber warum sollte man etwas Gutes verändern?

Um diese Stacks noch einmal zu verdeutlichen, hier ein paar Beispiele:

ANADROL 50, PLENASTRIL, OXYTOSANA ANAVAR, OXANDROLON SPA

Stückzahl	Stückzahl
1	3
2	6
3	9
4	12

5	15
6	18
7	21
8	24
9	27
10	30

Nolvadex 10mg täglich.

Wegen der hohen Leberschädlichkeit von Anadrol 50 sind diese Programme, zumindest bei den höheren Dosierungen nur für kurze Anwendugsdauer gedacht. Die Länge der Zyklen sollte bei maximal 8 Wochen liegen. Treten während dieser Zeit Nebenwirkungen auf, ist der Zyklus sofort abzubrechen. Für Frauen ist Anadrol 50 oder seine Analoge nicht zu empfehlen.

POWERLIFTING 2

Ein weiteres Programm für Powerlifter könnte wie folgt aufgebaut sein. Als Basis nimmt man Testosteron-Önanthat.

Testosteron-Önanthat

Testoviron, Androtardyl 250

Woche	Nolvadex 10 mg täglich
1 250 mg	

2 500 mg

3 750 mg

4 1000 mg

5 1000 mg

6 750 mg

7 500 mg

8 250 mg HCG 1000 I.E. 3 mal pro Woche ab Woche 8

9 100 mg

10 50 mg

HCG sollte bis ca. 2 Wochen über die Zykluslänge hinaus verabreicht werden.

POWERLIFTING 3

Eine weitere Variante des obigen Programms könnte wie folgt aussehen:

Woche Nolvadex 10mg täglich

1 1000mg

2 1000mg

3 1000mg

4 750mg

5 750mg

6 500mg

7 500mg

8 250mg

9 100mg HCG 1000I.E 3 mal pro Woche ab Woche 9

10 50mg

11 50mg

Auch hier ist HCG bis zwei Wochen nach Zyklusende anzuwenden. Die beschriebenen Zyklen sind natürlich nicht für Powerlifter der unteren Gewichtsklassen gedacht. Dosierungen um maximal 1000 mg sind für Sportler ab ca. 100 kg Körpergewicht gedacht. In den unteren Gewichtsklassen bis ca. 80 kg Körpergewicht sind 500 mg pro Woche das absolute Maximum.

POWERLIFTING 4

Die obigen Programme waren entweder Kombinationen von Tabletten oder simple Testosteronzyklen. Was sich in der Praxis immer wieder gut bewährt, sind Kombinationen von injizierbaren und oralen Steroiden. Solche Programme werde ich jetzt hier vorstellen.

Ein Programm, das sehr gute Erfolge einbringt ist eine Kombination von Parabolan und Anavar.

Anavar wird hier allerdings in einer höheren Dosierung eingesetzt. Die vom Hersteller angegebene Dosierung von 0,125 mg pro Pfund Körpergewicht dient als Grundlage für die Berechnung. Wenn ein Körpergewicht von 100 kg zu Grunde liegt, so ergeben sich immerhin 25 Tabletten pro Tag als Mindestdosierung. Diese Mindestdosierung wird von den Sportlern nicht selten verdoppelt, die Verdopplung der Mindestdosis ist sogar mehr oder weniger die Regel.

Parabolan ist ein sehr starkes, nicht aromatisierendes Androgen. Es wird ohne Berücksichtigung des Körpergewichts eingesetzt. Die Normaldosis liegt bei einer Ampulle pro Wochen. Allerdings ist die Normaldosierung nicht immer das, was Sportler tatsächlich benutzen. Parabolan hat genau wie Finajet den Nebeneffekt, daß es in hohen Dosierungen die Benutzer hyperaktiv macht, vor allem in sexueller Hinsicht. Eine hohe Dosierung bei Parabolan beginnt ab 2 Ampullen pro Woche. Der Zyklus geht über 6 Wochen.

Die Angaben für Anavartabletten beziehen sich auf die tägliche Dosis.

Woche Parabolan Anavar 100kg Anavar 75kg Anavar 60kg

1	1	25 tbl.	18 tbl.	15tbl.
2	1	25tbl.	18 tbl.	15 tbl.
3	1	12,5 tbl.	9 tbl.	7,5 tbl.
4	1	12,5 tbl.	9 tbl.	7,5 tbl.
5	1	6 tbl	4 tbl.	3,5 tbl.
6	1	6 tbl.	4 tbl.	3,5 tbl.

7 HCG 1000 I.E. 3 mal pro Woche

8 wie Woche 7.

Dies waren nun Beispiele für Powerlifting- und Bodybuildingprogramme für Männer. Zwar könnte ich noch endlos weiterschreiben über Steroidprogramme für Männer. Die Kombinationsmöglichkeiten von Steroiden sind genauso umfangreich, wie die der Lottozahlen. Bevor ich dieses Kapitel beende, will ich noch einige Steroidprogramme für unser ach so schwaches (?) weibliches Geschlecht darstellen. Frauen haben, was Steroide betrifft, nicht die Vielzahl der Kombinationsmöglichkeiten wie Männer, es sei denn, sie kümmern sich einen Dreck darum, was ihre Umgebung über sie denkt. Frauen sollten bei der Auswahl ihrer Medikamente von starken Androgenen weitestgehend Abstand nehmen. Starke Androgene rufen bei Frauen die üblichen Vermännlichungserscheinungen hervor. Falls Sie als Frau grundsätzlich zufrieden sind und keine Probleme mit ihrem Leben als weibliches Wesen haben, sollten sie bei der Auswahl ihrer Mittel Vorsicht walten lassen. Frauen, die anabole Steroide einnehmen, werden in erster Linie mit einem Problem konfrontiert werden, das "nicht ohne" ist. Meistens vergrößert sich die Klitoris der Frauen. Dadurch erfahren sie ein erfüllteres Sexualleben. Das Erreichen eines Orgasmus wird leichter und auch Mehrfach-Orgasmen sind an der "Tagesordnung". Dieses Phänomen tritt nicht nur bei starken Androgenen, sondern auch bei der Anwendung der üblichen, schwach androgenen Medikamente auf. Oftmals ist allein die Anwendungsdauer ausschlaggebend für diese

Nebenwirkung. Eine weitere Nebenwirkung, die bei Verwendung von anabolen Steroiden auftritt, ist eine Verkleinerung der Brust, bzw. der Größe des Busens. Frauen, die ohnehin schon einen großen Busen haben, werden dadurch wahrscheinlich weniger belastet als Frauen, die ihres kleinen Busens wegen schon Komplexe haben. Auch in der Partnerschaft kann diese Tatsache zu Problemen führen, wenn der Mann große Busen mag, und die Brüste der eigenen Frau vorübergehend den Weg alles vergänglichen gehen.

Falls Frauen sehr empfindlich sind, kann es auch zu ernsten Hautproblemen kommen. Diese sind allerdings mit Roaccutan in den Griff zu bekommen.

Nun zu den Programmen:

FRAUEN 1

Dieses Programm besteht aus zwei anbolen Steroiden. Als injizierbares Mittel kommt Durabolin zur Anwendung. Durabolin hat als Grundstoff Nandrolon. Der Unterschied zwischen Durabolin und Deca-Durabolin besteht in der Lösungsform. Im Gegensatz zu Deca-Durabolin ist Durabolin nur zwei bis drei Tage wirksam. Als orales Mittel wird Anavar benutzt.

Anavar ist nur sehr, sehr schwach androgen und aromatisiert nicht. Das Durabolin wird bei Frauen anders als bei Männern, nur einmal pro Woche injiziert. Anvar wird in einer Dosierung von einer Tablette pro 10 kg Körpergewicht eingenommen. Die wöchentliche Anwendung von Durabolin schöpft zwar das anabole Potential des Medikamentes nicht aus, aber dadurch werden auch eventuelle Virilisierungserscheinungen vermieden. Wird dieser Stack während einer Diät eingesetzt, ist er mit 20 mg Nolvadex zu ergänzen.

Früher hatten Frauen als Alternative zu den Spritzen die Möglichkeit, stattdessen Maxibolin einzunehmen. Leider ist Maxibolin nicht mehr im Handel.

Dieser Stack kann sogar über längere Zeit benutzt werden bis zu maximal 3 Monaten.

FRAUEN 2

Dieses Programm ist das stärkste, das Frauen über längere Zeit (8-12 Wochen) anwenden können. Dabei werden Anavar, Anadrol 50, Durabolin und Teststeronpropionat eingesetzt.

Man nimmt wieder eine Tablette Anavar pro 10 kg Körpergewicht an 6 Tagen der Woche, dazu am siebten Tag 25 mg Anadrol 50. In der nächsten Woche folgen Durabolin 50 mg pro Woche im Wechsel mit Testosteronpropionat. Die Anadrol- und Testosteronverabreichung sollten ca. 3-4 Tage auseinander liegen. Damit werden zuviele androgene Nebenwirkungen vermieden. Auch dieses Programm ist mit 20 mg Nolvadex zu ergänzen.

FRAUEN 3

Das effektivste Programm für Frauen ist gleich dem "normalen" Programm für Männer. Maximal 20 mg Dianabol pro Tag, kombiniert mit 100-200 mg Deca-Durabolin sind das Maximum des Vertretbaren. Dieser Zyklus darf nicht länger als 4-6 Wochen benutzt werden.

FRAUEN 4

Das populärste Programm für Frauen besteht aus 50 mg Stombajekt pro Woche und 2-4 Anavar-Tabletten pro Tag. Meiner Meinung nach sind Dosierungen und Medikamente für einen effektiven Stack zu schwach, aber er scheint zu wirken.

FRAUEN 5

Das sicherste Mittel, das Frauen einnehmen können, sind Primobolan S Tabletten. 50-100 mg täglich sind mit Sicherheit effektiver als Stromba-Tabletten. Da Primobolan noch schwächer androgen wirkt als Anavar, sind damit noch weniger Nebenwirkungen zu erwarten. Auch eine Kombination von Anavar und Primobolan ist sehr wirkungsvoll und sicher. Eine sehr bekannte holländische Sportlerin verriet mir, daß sie 10 mg Primobolan täglich über das ganze Jahr einnehme. Ihrer Ansicht nach veränderte sich damit hauptsächlich ihr Fettstoffwechsel und sie wurde kontinuierlich magerer.

FRAUEN 6

Hierbei handelt es sich um ein sogenanntes Shotgun-Programm. Nicht sehr empfehlenswert, aber vieleicht wirksam. Ich bin überzeugt, daß dieses Programm auch bei den meisten Männern wirken würde. Diese Shotgun-Programme werden in der Off-Season zum Masseaufbau benutzt. Die Nebenwirkungen sind mit Sicherheit beträchtlich, aber Frauen, die diese Programme benutzen, scheren sich nicht darum. Dieser Stack wird von vielen nationalen und internationalen Wettkampfsportlern angewandt. Es besteht aus Dianabol 2-X Tabletten täglich, Anavar 6-x Tabl. täglich, Strombajekt 50 mg jeden zweiten Tag, Equipoise 100 mg pro Woche und Deca-Durabolin 200 mg pro Woche.

Frauen die diesen Stack benutzen, sollten vorsichtshalber nach Rasiercreme im Sonderangebot ausschau halten.

Hier nun noch einige Stacks, die von Frauen und Männern benutzt werden können. Falls Frauen diese Stacks benutzen, müssen die Dosierungen halbiert werden.

Woche	Medikament	Dosierung
1	Nandrolon	100mg pro Woche
	Dianabol	10mg pro Tag
2		150mg

	15mg
3	150mg
	20mg
4	200mg
	25mg
5	200mg
	25mg
6	150mg
	20mg
7	100mg
	15mg

8	100mg
	10mg
9	50mg
	5mg
10	HCG 3mal 1000 I.E.
	5mg
11	HCG 3 mal 1000 I.E.

Dies ist eine weitere Variante des bekannten Deca/Dianabol-Stacks.

Eine Variation eines Strombajekt/Anavar-Stacks könnte wie folgt aussehen:

Woche	Medikamente	Dosierung	
1	Strombajekt	200mg (4 x 50 mg) pro Woche	
	Anavar	20mg	täglich
2		200mg	
		20mg	
3		150mg	
		15mg	
4		150mg	
		15mg	

5	150mg
	15mg
6	100mg
	10mg
7	100mg
	10mg
8	100mg
	10mg
9	50mg
	5mg
10	50mg

		5mg
11	Anavar	5mg

Ein weiteres Programm, mit dem ich in diesem Jahr überraschend gute Ergebnisse erzielte, beinhaltete lediglich Anabol Tablets aus Thailand. Die Anabol Tablets erschienen mir als einzig logische Alternative zu den vielen gefälschten Dianaboltabletten auf dem Markt. Ich möchte nicht den Eindruck erwecken, daß alle gefälschten Produkte schlecht seien, aber sicher ist sicher. Das Programm erstreckte sich über die üblichen 6 Wochen.

Woche	Medikament	Dosierung
	Anabol Tablets	
1		100mg pro Tag

2	100mg pro Tag
3	50mg pro Tag
4	50mg pro Tag
5	25mg pro Tag
6	25mg pro Tag

Mit diesem Zyklus steigerte ich mein Körpergewicht im angegebenen Zeitraum um mehr als 20 kg. Auch meine Kraftleistung wuchs entsprechend. Dies war das erste mal, daß ich Dianabol in dieser Dosierung einnahm und als einzelnes Anabolikum. Früher stand ich Dianabol skeptisch gegenüber, doch nach diesen 6 Wochen bin ich überzeugter Dianabolfan. Im Anschluß an diesen Zyklus nahm ich zwei Wochen lang HCG ein. 1000 I.E dreimal pro Woche.

Allerdings möchte ich hier nicht verheimlichen, daß es sich nicht um neu erworbene Masse handelte sondern um wiedererworbenes Körpergewicht.

Endlich bin ich am Ende des Kapitels über Steroidprogramme, Zyklen oder wie immer sie es nennen wollen angelangt. Mit jedem Buch, jeder Zeitschrift die ich zur Hand nahm, mit jedem Gespräch das ich mit Athleten führte, ergaben sich neue, "beste" Kombinationen, neue "Superzyklen", neue Programme, die erwähnenswert wären. Allein über Steroidzyklen könnte man ein sehr umfangreiches Buch verfassen. Über weitere Zyklen werde ich in den ROIDSNews Updates berichten. Im nächsten Kapitel werden wir uns damit befassen, wie man Steroide absetzt, ohne zuviel Masse zu verlieren un ohne in zu starke depressive Zustände zu verfallen. Das Absetzen der Steroide ist eine Kunst für sich, deshalb werde ich dieser Seite des Steroidgebrauchs gebührenden Tribut zollen.

ABSETZEN, ABER WIE ?

Das Absetzen der anabolen Steroide ist, wie vieles in diesem Bereich des Sports und Leistungssportes, eine Wissenschaft für sich. Dabei geht es primär darum, die körpereigene Hormonproduktion wieder in Gang zu bringen. So gesehen sollte das Absetzen der Steroide einfacher sein als das Einnehmen der Steroide. Immerhin finden wir in der Schulmedizin analoge Problemen. Und natürlich viele Behandlungsmethoden. Der Unterschied zwischen den in den Praxen der Ärzte vorzufindenden Patienten und uns ist der, daß wir, die Bodybuilder und Powerlifter und sonstigen Sportler, unsere gelegentlichen hormonellen und somit sexuellen Niedergänge selbst verschuldet haben. Trotzdem sind die Behandlungsmethoden dieselben. In 9 von 10 Fällen sind sicherlich die Behandlungserfolge bei Sportlern für den Arzt befriedigender als bei O.N. Bei uns wird die Hormonproduktion künstlich unterdrückt und würde in den meisten Fällen auch ohne fremde Hilfe wieder in Gang kommen. Was uns zu schaffen macht, ist die Tatsache, daß mit dem Absetzen der Steroide der Körper in ein kataboles Stadium verfällt. Dabei kann es vorkommen, daß ein Großteil der erworbenen Muskelmasse wieder abgebaut wird. Viele Sportler versuchten und versuchen noch immer, diesem katabolen Stadium durch ein mehr an Training entgegenzuwirken. Wenn man nun diese Situation mit entsprechenden Logik analysiert, müßte klar werden, daß mit vermehrtem, intensiviertem Training die katabole Stoffwechsellage verstärkt wird. Also empfieht es sich, sobald die Steroide abgesetzt werden das Training auf ein absolutes Minimum zu beschränken.

Ich bin überzeugt davon, daß durch das Einhalten dieser einfachen Schlußfolgerung der Gewichtsverlust nach dem Absetzen der Steroide auf ein Minimum gebracht werden kann.

Der Titel dieses Kapitels lautet: Absetzen, aber wie?. Vieleicht sollte der Titel auch Absetzen, warum? lauten.

Warum setzen Sportler anabole Steroide überhaupt ab? Dafür gibt es vielfältige Gründe. Meistens haben Athleten Angst um ihre Gesundheit, was in manchen Fällen sicher berechtigt ist. In den Fällen, in denen die Zyklen hauptsächlich die "harten" Steroide wie Anadrol 50, Halotestin, Parabolan und dergleichen beinhalten, ist es sicher eine gute Idee, den Steroidgebrauch auf 12 Wochen im Jahr zu beschränken. Andere Zyklen sind so ausgelegt, daß ein Absetzen der Medikamente nach 2-3 Monaten die Wirksamkeit des Programmes negativ beeinträchtigen würde. Bei diesen schwächeren Zyklen besteht die Möglichkeit, daß ein Sportler keine gesundheitlichen Probleme zu befürchten hat und trotzdem aus unberechtigten Ängsten die anabolen Mittel absetzt.

Viele Sportler setzen die Medikamente aus moralischen Bedenken ab. Unsere Gesellschaft ist der Ansicht, daß sportliche Wettbewerbe unmoralisch sind, wenn Dopingmittel eine Rolle spielen. Viele Sportler sind allerdings der Ansicht, daß der Gebrauch von Dopingmitteln nur dann unmoralisch ist, wenn kein Wettkampf zu bestreiten ist. Anabole Steroide sollten nur dann eingesetzt werden, wenn effektiv Leistung gezeigt werden muß, nicht während der Off-Season, wenn es nicht darauf ankommt, in Bestform zu sein.

Diese Ansicht birgt eine weitere Gefahr: Athleten sind in Anbetracht der Dopingkontrollen von injizierbaren auf orale Steroide umgestiegen. Orale Steroide sind allerdings für die Sportler mit Sicherheit schädlicher als injizierbare Steroide. Die Dopingkontrollen haben den Steroidgebrauch vom Wettkampfgeschehen in die Off-Season verlegt und zudem den Gebrauch von weitaus schädlicheren Medikamenten gefördert. Wo bitte, liegt die Rechtfertigung für die Tests?

Ein weiterer Aspekt des Absetzens der Steroide liegt auf der finaziellen Seite. Ein ordendlicher Zyklus, der aus den potenteren Medikamenten zusammengestellt wird, kostet auch eine ordentliche Mark. Zum Beispiel ein Stack wie der im vorangegangenen Kapitel beschriebene "Hammer" ist recht teuer. Auf acht Wochen berechnet benötigt man bei Höchstdosierung allein 320 DM nur für Testosteron, wen man einen Durchschnittspreis von DM 10 pro Ampulle Testosteron zu Grunde legt, zuzüglich ca. 4 Packungen Oxytosana die, sehr günstig erstanden, zusammen immer noch DM 600 verschlingen. Parabolan, das dritte Medikament dieses Stacks, schlägt mit gut DM 12 pro Ampulle zu Buche. Bei acht Wochen à 3 Ampullen ergeben sich auch hier stolze DM 250. Macht summa summarum knapp DM 1200 ohne die Absetzphase und die dazu gehörigen Medikamente. Ein stolzes Sümmchen, das auch bei gutem Einkommen erst einmal verdient werden muß. Dafür muß so mancher Bodybuilder einen halben Monat mehr oder minder hart arbeiten. Natürlich ist dies ein extremes Beispiel, an dem man die Masse der Sportler nicht messen darf. Ein normaler Stack, bestehend aus ca. 300 mg Nandrolon pro Woche kombiniert mit 20 mg Dianabol pro Tag kostet für den gleichen Zeitraum zwischen DM 500 und DM 600, wenn man teuer eingekauft. Allerdings wird diese Kombination oft übers ganze Jahr oder mindestens 6-8 Monate des Jahres benutzt.

Viele Sportler kombinieren auch die potenteren mit den normalen Zyklen, so daß in den steroidfreien Phasen immer noch genug " Stoff" als "Erhaltungsdosis" im Körper ist. Diese Vorgehensweisen sind alle sehr kostenintensiv und somit sind Normalverdiener manchmal gezwungen, mit den Steroiden aufzuhören.

Ein nicht so gesundheitsschädlicher Stack, der hochwirksam ist, besteht aus Anavar und Andriol, ist aber mit ca. 500 bis 800 DM pro Monat auch sehr teuer.

Ein triftiger Grund, den Steroidgebrauch zeitweise zu unterbrechen ist die Normalisierung des eigenen Stoffwechsels und die notwendigen Laboruntersuchungen.

Natürlich ist der Hauptgrund für eine Unterbrechung des Steroidgebrauchs ein oder mehrere Anzeichen von Krankheiten, die durch die Medikamente verursacht werden können.

Selbstverständlich wird auch dann abgesetzt, wenn ein getesteter Wettbewerb ins Haus steht.

Viele Athleten stoppen ihren Anabolikakonsum genauso bewußt, wie ihn einige andere Athleten niemals stoppen. Diese Sportler sind mit größter Wahrscheinlichkeit die, die eine Steroidpause sehr nötig hätten. Bei diesen Männern und Frauen liegt eine Art der Abhängigkeit von Steroiden vor, die eine größere Gefahr darstellt als die Medikamente an sich.

Ein guter Grund, die Steroide abzusetzen ist der, Gewißheit darüber zu bekommen, ob Sie Symptome einer Abhängigkeit zeigen, ob die Medikamente sie beherrschen. Falls Sie eine Form der Abhängigkeit bei sich feststellen, wird der Gang zum Therapeuten unumgänglich. Ich finde es besser, die Medikamente von Zeit zu Zeit abzusetzen, um Herr der Lage zu bleiben. Es ist sicherlich besser und vor allem billiger, ab und zu etwas leichter und schwächer zu werden als endlose Gänge zum Psychotherapeuten zu absolvieren. Sie müssen immer die Kontrolle über die Medikamente behalten, Sie müssen das Geschehen genauso wie Ihr Aussehen immer beherrschen. Dazu gehört natürlich auch, ein zeitweises schlechteres Aussehen ohne Probleme hinnehmen zu können.

Leute, die ohnehin zu Abhängigkeit neigen, sollten von Steroiden schon von vornherein Abstand nehmen. Falls Sie also schon früher mit anderen Drogen Suchtprobleme gehabt haben, lautet die Devise: Hände weg von Steroiden!

Im Normalfall kann man den Steroidgebrauch zu beenden, ohne daß der Athlet zum körperlichen oder seelischen Wrack wird. Die Anabolika-Gegner kommen nicht davon ab, immer wieder zu beteuern, daß alle mit Anabolika gemachten Fortschritte nach dem Absetzen dahinschmelzen. Das kann im widrigsten Fall geschehen. Leider ist gerade dieser "widrigste Fall" das, was viele Sportler durchleben, obwohl es nicht sein müßte.

Grundsätzlich ist das Absetzen UND das Erhalten der mit Steroiden gemachten Fortschritten keine Zauberei. Das Timing ist der entscheidende Faktor. Das richtige Know-How, kombiniert mit dem richtigen Timing, macht auch diese "schwere Zeit" nur halb so schwer.

In der Regel wollen Sportler die Steroide unmittelbar nach einem Wettbewerb absetzen. Da nach einem Wettbewerb oft eine "Entspannungsphase" für Körper und Geist folgt, ist dieser Zeitpunkt recht ungünstig. In dieser Phase werden oft Ernährung und Training vernachlässigt. Gekoppelt mit einem hormonellen Umschwung, d.h. einer Normalisierung des Stoffwechsels ergibt sich dann oft der sogenannte "widrigste" Fall.

Plötzliche Steroid-Abstinenz, "Trainingsurlaub", und die übliche "postdiätische" Freßsucht passen beim besten Willen nicht zusammen. Leider gibt es keinen "besten" Weg Steroide abzusetzen. Dazu sind die Reaktionen auf den Steroidentzug, die benutzten Medikamente und die Dosierungsspektren der Sportler zu unterschiedlich. Der Steroid-"Entzug" ist von Mann zu Mann und Frau zu Frau individuell zu gestalten. Allerdings gibt es einige Richtlinien von allgemeiner Gültigkeit.

Hier nun die Absetz-"Checkliste":

1

VERSUCHEN SIE, EINEN FÜR SIE IDEALEN ZEITPUNKT ZUM ABSETZEN DER STEROIDE

ZU BESTIMMEN. EINE IDEALE ZEIT ZUM ABSETZEN WÄRE, WENN SIE REGELMÄßIG TRAINIEREN, IHRE DIÄT EINHALTEN, UND GENERELL RUNDUM ZUFRIEDEN SIND.

2

GEHEN SIE NIEMALS "COLD TURKEY" MIT DEN STEROIDEN, D.H. SETZEN SIE DIE STEROIDE NIEMALS PLÖTZLICH AB. VERINGERN SIE DIE DOSIS IMMER LANGSAM! DURCH DEN STEROIDGEBRAUCH WURDE IHRE KÖRPEREIGENE HORMONPRODUKTION UNTERDRÜCKT ODER EINGESTELLT. WENN SIE DIE STEROIDE PLÖTZLICH ABSETZEN, KANN DIES IN DEPRESSIONEN, AUFBAU VON KÖRPERFETT UND WASSERSPEICHERUNG FÜHREN. AUßERDEM SIND DURCH DAS ABSETZEN DER STEROIDE BINDEGEWEBE, SEHNEN, BÄNDER UND GELENKKNORPEL ÄUßERST VERLETZUNSANFÄLLIG. BINDGEWEBE VERLIERET DURCH DEN STEROIDENTZUG WASSER UND DAMIT ELASTIZITÄT.

3

INJIZIERBARE STEROIDE SOLLEN IMMER VOR DEN ORALEN MITTELN ABGESETZT WERDEN. AUCH HIER GILT: LASSEN SIE SICH ZEIT BEIM ABSETZEN. EINE ZEITSPANNE VON 4-6 WOCHEN SIND DAFÜR EINZUPLANEN. DIE DOSIERUNGEN SOLLEN EINMAL WÖCHENTLICH VERRINGERT WERDEN.

4

ORALE STEROIDE NACH DEN INJIZIERBAREN STEROIDEN ABSETZEN. DIE DOSIERUNGEN DER ORALEN MITTEL IM 3-TAGE-RYTHMUS VERRINGERN. HOCHDOSIERTE TABLETTEN WIE Z.B. ANADROL 50 SOLLTEN MINDESTENS HALBIERT WERDEN. DAS ABSETZEN DER ORALEN MITTEL IN DER DRITTEN WOCHE DES ABSETZENS DER INJIZIERBAREN STEROIDE BEGINNEN.

5

DIE TOXISCHEN STEROIDE WIE Z.B. ANADROL 50 ODER HALOTESTIN VOR DEN WENIGER TOXISCHEN STEROIDEN ABSETZEN. FALLS SIE ANAVAR BENUTZEN, SETZEN SIE ES ZULETZT AB. ANAVAR UNTERDRÜCKT DIE KÖRPEREIGENE HORMONPRODUKTION NICHT.

6

NOLVADEX BIS CA. 3-4 WOCHEN NACH DEM ABSETZEN DER STEROIDE WEITERBENUTZEN. DANACH DIE NOLVADEX-TABLETTEN ÜBER EINE ZWEI- WOCHEN PERIODE LANGSAM ABSETZEN. DIESE REGEL IST FÜR FRAUEN SEHR WICHTIG, UM EINEN ÖSTROGEN-REBOUND ZU VERMEIDEN. AUCH FÜR MÄNNER IST NOLVADEX ZU EMPFEHLEN, DURCH HCG BEI MÄNNERN NICHT NUR DIE TESTOSTERONPRODUKTION, SONDERN

AUCH DIE ÖSTROGENPRODUKTION GESTEIGERT WIRD.

7

MÄNNER SOLLTEN MIT DER HCG-THERAPIE IN DER DRITTEN ABSETZWOCHE BEGINNEN MIT DREIMAL PRO WOCHE 1000 I. E. ÜBER CA. 4 WOCHEN. EIN WEITERER TRICK IST DER, HCG TÄGLICH ALLE ZWEI STUNDEN IN EINER DOSIERUNG VON 25 I.E. BIS 50 I.E. SUBKUTAN ZU INJIZIEREN D.H. IN DAS FETTGEWEBE. DIESE ANWENDUNGSWEISE SOLL SEHR EFFEKTIV SEIN. ZUM SUB-Q EIGNEN SICH HANDELÜBLICH INSULINSPRITZEN VORZÜGLICH.

8

FRAUEN SOLLTEN NACH DEM ABSETZEN DER STEROIDE FÜR CA. 10 TAGE 50 MG AL-

DACTONE EINNEHMEN. DANACH DAS ALDACTONE LANGSAM ABSETZEN.

9

BEGINNEN SIE IN DER VIERTEN ABSETZWOCHE DAMIT, NICHTSTEROIDALE ANABOLIKA EINZUNEHMEN. SYNTHETISCHES T4 KOMBINIERT MIT CLENBUTEROL (100-200 MCG T4 PLUS 1 MG CLENBUTEROL PRO TAG) WIRKEN EXTREM GUT. AUCH L-DOPA UND CATAPRESSAN WIRKEN GUT. SIE ERHÖHEN DIE HGH-AUSSCHÜTTUNG. CATAPRESSAN SOLLTE NICHT VON SPORTLERN MIT NIEDEREM BLUTDRUCK BENUTZT WERDEN. ORAL EINGENOMMENES ARGININ UND ORNITHIN SIND UNWIRKSAM ZUR HGH-ERHÖHUNG.

10

VERMEIDEN SIE IN DEN ERSTEN SECHS WOCHEN NACH DEM ABSETZEN SCHWERE KOMBINATIONSÜBUNGEN WIE KNIEBEU-

GEN, BANKDRÜCKEN UND DERGLEICHEN. WIE SCHON BEMERKT IST DURCH DAS ABSETZEN DER STEROIDE DAS BINDEGEWEBE SEHR VERLETZUNGSANFÄLLIG. EINE VERLETZUNG IN DIESER ZEIT KÖNNTE ZUM VERLUST VON MUSELMASSE FÜHREN.

11

ÄNDERN SIE IHR TRAINING VOR ALLEM IM UMFANG. TRAINIEREN SIE WENIGER, UM DIE ENTSTEHENDE KATABOLE STOFFWECHSELLAGE NICHT ZU VERSTÄRKEN. WISSENSCHAFTLICHE UNTERSUCHUNGEN HABEN ERGEBEN, DAß SÄTZE VON 5 WIEDERHOLUNGEN MIT EINER 3-MINÜTIGEN PAUSE ZWISCHEN DEN SÄTZEN DIE TESTOSTERONPRODUKTION STEIGERT. TRAININGSEINHEITEN SOLLTEN EINE 60-MINÜTIGE DAUER NICHT ÜBERSCHREITEN. FALLS SIE LÄNGER ZUM TRAINING BENÖTIGEN, EMPFIEHLT ES SICH, ZWEI ODER DREIMAL PRO TAG ZU TRAINIEREN.

Diese 11 Regeln sollten beachtet werden. Sie sind sicherlich auch leicht zu befolgen. Dadurch kann ein Großteil der Fortschritte durch Anabolika zu permanenten Fortschritten für den Sportler gemacht werden. Das Absetzen von Steroiden wie Anadrol 50, Testosteron usw. spürt man mehr als das Ausschleichen von Mitteln wie Primobolan oder Stromba.

Frauen spüren auch das Absetzen von milden Steroiden sehr stark. Bei ihnen wird die katabole Stoffwechsellage stärker als bei Männern.

Bleibt noch zu erwähnen, daß in Tierstudien sowie in klinischen Versuchen der Beweis erbracht wurde, daß die positiven Effekte nur durch weitere Anwendung der Steroide erhalten werden können. Werden die Steroide für immer abgesetzt, wird aus "Supermann" mit Sicherheit wieder O.N. Außerdem tritt nach einer gewissen Zeit ein sogenannter Wearing-Off-Effekt ein. Das heißt das die Steroide ihre Wirksamkeit verlieren. Dieser Wearing-Off- Effekt kann auch durch Dosiserhöhung nicht ausgeglichen werden. Das Entstehen dieses Effektes ist noch nicht geklärt. Falls Sie also Symptome des Wearing-Off-Effektes bei sich feststellen, wird das Absetzen der Steroide unumgänglich.

DIE MEDIKAMENTE IM EINZELNEN

Dieses Kapitel ist vieleicht eines der interessantesten dieses Buches. In den Jahren seit dem erscheinen von ROIDS hat sich auf dem "Markt" einiges getan. Vor allem auf dem Sektor der gefälschten Steroide, der Designer-Steroide und der Medikamente, die mit den Steroiden eingenommen werden können, um Nebenwirkungen abzuschwächen.

Grundsätzlich gibt es sehr wenige neue Medikamente, aber die vielfältigen Bemühungen der Steroidfälscher haben es sehr schwer gemacht, einen klaren Durchblick zu behalten.

Wenn immer es mir möglich ist, werde ich anmerken, ob von dem jeweiligen Medikament eine Fälschung auf dem Markt ist und ob diese Fälschung von guter oder schlechter Qualität ist.

Einen Zeichencode in Klammern gibt an, wie gut oder schlecht das jeweilige Mittel ist. Neben dem Produktnamen wird in Klammern ein O für Original erscheinen. Ein K steht für Kopie. Ein + steht für eine gute Kopie hinter dem K, ein - für eine schlechte Kopie. Ein I besagt, daß das Medikament in injizierbarer Form im Handel ist. Ein KI steht für Kopie, injizierbar. Manche Steroide haben eine Kennnummer. Diese Kennnummern spielen durch die ausgefeilten

Techniken der Fälscher keine große Rolle mehr und fallen deshalb weg.

Der Freiname steht direkt hinter dem Handelsnamen.

Hier nun die Medikamente in alphabetischer Reihenfolge:

ACCUTANE (o, in Deutschland ROACCUTAN) ROCHE ISOTRETINOIN. 10, 20 und 40 mg Kapseln. Accutane ist ein "Gottesgeschenk" für den akneanfälligen Steroidfreak oder für Menschen, die mit Akne Probleme haben. Dieser Vitamin-A-Säure-Abkömmling ist die stärkste Akne-Medizin, die es zu kaufen gibt. Accutane/Roaccutan ist ein sehr teures Medikament, aber auch ein sehr sinnvolles. Die durch Accutane geheilte Akne kehrt auch nach dem Absetzen des Mittels nicht wieder zurück. Die Accutane-Therapie geht einher mit extremer Trockenheit der Haut, hauptsächlich um den Mund, die Augen usw. Die Normaldosierung liegt zwischen 40-80 mg pro Tag. Bei akneanfälligen Steroidbenutzern sollte Accutane in geringerer Dosierung (10-20mg pro Tag) während eines Steroidzyklus eingenommen werden. Das übliche Austrocknen der Haut bleibt dadurch aus.

Falls die Akne nicht sehr stark ist, empfiehlt es sich Retin-A Gel äußerlich zu benutzen. Äußere Anwendung eines Aknemittels hat nie so starke Nebenwirkungen, und Retin-A Gel ist sehr viel billiger als Accutane. Analoga zu Retin-A-Gel sind auch in deutschen Apotheken erhältlich (z.B. Eudyna-Gel).

ALDACTONE oder ALDACTONE-SALTUCIN von BOEHRINGER MANNHEIM; SPIRONOLACTON BEI ALDACTONE, kombiniert mit HYDROCHLOROTHIAZID bei ALDACTONE-SALTUCIN (O)

Aldactone ist ein Medikament, das die Wirkung des körpereigenen Hormons Aldosteron neutralisiert. Aldosteron seinerseits kontrolliert die Wasserspeicherung im Körper. Um die Wasserspeicherung im Körper niedrig zu halten, muß der Aldosteronspiegel niedrig sein. Aldactone wird häufig von Frauen benutzt. Durch die bei Frauen relativ hohen Östrogenspiegel steigen auch die Aldosteronspiegel an. Auch Männer können von Aldactone profitieren, wenn sie Probleme mit Wasserretention haben.

ANABOLIKUM VISTER (O) von PARKE DAVIS, ITALIEN 10mg/Kapseln 20 Kapseln pro Packung. Wirkstoff: QUINBOLONE

Von der chemischen Struktur gleicht es Dianabol, ist allerdings kein 17-Alpha-Steroid. Ein schwach wirksames Mittel, leider. Es wäre gut ein wirksames, sichereres Dianabol zur Hand zu haben. Leider hat die chemische Abwandlung des Steroidmoleküls auch seine Wirksamkeit negativ beeinflußt. Womit wir einen Beweiß dafür hätten, daß die sichereren Steroide leider nicht so gut wirken.

ANADROL 50 OXYMETHOLONE (O, K KI+) AKA OXYTOSANA, PLENASTRIL, ANAPOLON

Dieses Mittel ist seit ca. 1960 im Handel. Anadrol 50 - kurz Drols genannt - ist das wirksamste orale Steroid auf dem Markt - und leider auch das schädlichste. In der Medizin wird es eingesetz zur Behandlung aplastischer Anämie. (Blutarmut durch Knochenmarksinsuffienz). Anadrol 50 gibt mehr Masse und Kraft als jedes andere Steroid. Die Nebenwirkunge können beträchtlich sein und von zu hohem Blutdruck über Wasserretention und Akne bis hin zu Gynäkomastie (Bitchtits) reichen. Anadrol bindet sich schlecht an die Rezeptoren und wird zu DHT und Östrogen umgewandelt. Die Nebenwirkungen sind in älteren Sportlern ausgeprägter als bei Sportlern jüngeren Alters. Die Dosierungen liegen zwischen 25 mg und 150+ mg täglich. Übelkeit ist eine der "normalen" Nebenwirkungen. Dieses Mittel gibt vielen Benutzern ein subjektives Krankheitsgefühl. Die in Deutschland üblichen Oxytosana- Tabletten sind in

10 Durchdrück-Streifen à 10 Tabletten verpackt. Plenastril-Tabletten kommen in Glasbehältern zu 50 Tabletten in den Handel. Fälschungen werden in Glas- und Plastikflaschen geliefert. Crown Labs/Mexiko liefert ein gefälschtes, aber sehr gutes injizierbares Anadrol

ANAPOLON 50 (O) SYNTEX/ENGLAND

Englische Version des Mittels. Wird in kleinen Aluminiumbehältern geliefert. Seit kurzem werden auch Plastik-Behälter benutzt.

ANDROID FLUOXYMESTERONE (O) 10 MG PRO TABLETTE. SIEHE HALOTESTIN

ANAVAR, OXANDROLONE SPA, LIPIDEX,

Oxandrolone 2,5 mg pro Tablette. Dieses Medikament ist seit 1964 im Handel. Ein Lieblingsmedikament der Frauen. Es hat für die meisten Benutzer keinerlei Nebenwirkungen, höchstens leichten Haarwuchs bei Frauen oder Stimmlagenveränderung. Anavar aromatisiert nicht und unterdrückt die körpereigene Hormonproduktion nicht. Es ist nicht toxisch. Anavar ist bei Powerliftern sehr populär, da es großen Kraftzuwachs gibt. In hohen Dosierungen ist es auch stark anabol. Allerdings sind in diesen Dosierungen auch die Nebenwirkungen stärker. Vor allem bei Frauen ist der Virilisierungs-Effekt beträchtlich. Original-Anavar und Kopien werden in Plastikflaschen geliefert. Oxandrolone SPA wird in Durchdrückstreifen à 10 Tabletten, 3 pro Schachtel geliefert. Aus einem spanischen Privat-Labor kommen seit kurzem Oxandrolone-Tabletten zu 10 mg von guter Qualität.

Lipidex ist das brasilianische Analog und ist sogleich auch die billigste Anavar-Version. In Frankreich ist Oxandrolone als Anatrophill, in Japan als Vasocrom auf dem Markt.

Aus Mexiko kommt ein sehr gutes, injizierbares Oxandrolone.

ANATROFIN SYNTEX STENBOLONAZETAT (I) 100mg/ml

Dieses Medikament wurde 1961 von Schering, 1963 von Syntex/England auf den Markt gebracht. Es wurde als Ersatz für Anadrol 50 wegen dessen hoher Toxizität entwickelt. Anatrofin wirkt auf die Blutbildung genauso gut wie Anadrol 50, jedoch ohne dessen Nebenwirkungen. Anatrofin ist nicht leberschädlich, aromatisoert nicht und wirkt nicht androgen. Es ist nicht bekannt, ob Anatrofin noch im Handel ist. Zuletzt war es als Stenbolone aus Spanien zu erhalten. 100-200mg pro Woche waren für Diätzyklen sehr gut geeignet.

BOLFORTAN TESTSTERONNIKOTINAT 50MG/ML 1ML/AMPULLE

LANNIKER HEILMITTEL.

Testosteronnikotinat wirkt wie wassergelöstes Testosteron. Es besteht aus sehr großen Kristallen, die mit einer großen Nadel (mindestens 0,9 x 38) injiziert werden müssen. Es wurde benutzt, um kleine Muskelgruppen zum Wachstum zu bringen. Daß dies möglich ist, wird zwar bestritten, aber ich habe es mit eigenen Augen gesehen. Einer meiner Bekannten, der mittlerweile einen hohen IFBB-Titel hält, hat seinen Armumfang von 42 cm auf gut 50 cm gesteigert.

CATAPRESSAN CLONIDINHYDROCHLORID, BÖHRINGER INGELHEIM

Tabletten 0,1 mg, 0,2 mg und 0,3 mg pro Tabletten

Catapressan ist ein Bluthochdruckmittel. Von Athleten wird Catapressan benutzt, weil klinische Untersuchngen ergeben haben, daß 0,3 mg dieses Mittels die HGH-Produktion erhöht. Catapressan macht lethargisch und untergräbt den Sexualtrieb.

CHEQUE TROPFEN UPJOHN MIBOLERONE 100MCG/ML 55ML/FLASCHE

Das stärkste Androgen, das in Amerika verkauft wird. Es ist eine Tierarznei. Es wird benutzt, um läufige Hündinnen zu beruhigen. Cheque wird von Powerliftern als Ersatz für Methyltestosteron benutzt. Mibolerone ist weder in Öl noch in Wasser löslich, sondern nur in Propylenglykol. Dadurch werden Cheque-Injektionen sehr schmerzvoll.

CLOMID CLOMIPHENCITRAT (O) MERELL-DOW 5OMG/TABLETTE

Clomid ist eigentlich ein Anti-Östrogen. Es stimuliert die Ovulation bei Frauen und regt bei Männern die Testosteronproduktion an. HCG ist zu diesem Zweck besser und billiger.

CYTOMEL NATRIUM-LIOTHYRONIN SMITH, KLINE & FRENCH 5MCG 25MCG ODER 50MCG pro Tablette.

Cytomel ist synthetisches T3, die aktive Thyroidform also. Die T3-Aufnahme variiert von Person zu Person. Cytomel wird dazu benutzt, den Stoffwechsel anzuregen. Auch in der Wettkampf-Vorbereitung wird Cytomel eingesetzt. Cytomel muß langsam abgesetzt werden, da es sonst zu Haarausfall kommen kann.

DANOCRIN DANAZOL 50MG/TABL. 100MG, 200MG (O) WINTHROP-BREON

Danocrin ist ein synthetisches Androgen, das zur Unterdrückung der Ovarienfunktion eingesetzt wird. Es soll keinerlei anabole Wirkung zeigen.

DECA-DURABOLIN NANDROLON (I KI) ORGANON 50 MG/ML FERTIGSPRITZE 50MG.

Wurde 1962 von Organon/Holland entwickelt. Vor Einführung der Dopingtests war Deca das beliebteste

Steroid auf dem Markt. Es verbindet in hervorragender sehr gute Wirkung und guten Preis. Deca ist nicht toxisch und erhöht in normalen Dosierungen den Blutdruck nicht sehr. Da das Markenprodukt in Deutschland sehr teuer ist, beziehen viele Athleten ihr Deca aus dem Ausland. Der Preis pro Ampulle beträgt in Deutschland über DM 20. Im Ausland, Spanien oder Frankreich z.B. kostet die gleiche Ampulle nur ca. DM. 3,50.

Deca gibt guten Masse- und Kraftzuwachs. Außerdem wird viel Wasser gespeichert. Dadurch treten unter Deca selten Gelenkprobleme auf. Männer benutzen Deca mindestens 1 mal pro Woche. Die Normaldosierung liegt bei 200 mg pro Woche. Dies ist eine niedere Dosierung. Meistens benutzen Männer zwischen 300 mg und 500 mg pro Woche. Bei mehr als 500 mg zeigen sich auch androgenbedingte Nebenwirkungen wie Akne. Deca aromatisiert leicht. Frauen bekommen mit Deca ziemlich alle Probleme, die auftreten können.

In Europa ist hauptsächlich Deca von Organon im Handel. Andere Firmen, die Nandrolon produzieren sind vor allem in Amerika ansässig. Dort gibt es Deca in Stärken von 50 mg, 100 mg und 200 mg pro Milliliter. Als Hersteller sind bekannt: Rugby Labs, Schein Labs und Lypho-Med-Labs. Alle diese Hersteller werden von Fälschern kopiert. Aus Kanada kommt eine seltsam aussehende Kopie unbestimmter Herkunft. Außerdem ist ein Produkt auf dem Markt, das angeblich von Lemmon hergestellt wird. Lemmon hat allerdings schon mehrere Jahre kein Nandrolon produziert. Die im Handel kursierenden Ampullen können also nicht von Lemmon sein.

DIANABOL, NEROBOL, PRONABOL, TRINERGIC CAPS, ANABOL TABLETS

Methandrostenolon, Methandienone 5MG pro Tablette.

Dianabol wurde ca. 1960 von Ciba USA eingeführt. Es ist das meistbenutzte und sicher auch das bekannteste Anabolikum der Welt. Entwickelt wurde es in den 50er Jahren von Dr. John Ziegler. Der Zweck war ausschließlich, ein Medikament zu entwickeln, um die LEISTUNGSFÄHIGKEIT von SPORTLERN zu ERHÖHEN. Dianabol ist ein einfacher Abkömmling von Methyltestosteron. In Amerika heißt der Wirkstoff Methandrostenolon, in Europa und England heißt der Wirkstoff Methandienon. Bis Ende der 70er Jahre hatte Ciba die Patentrechte für die Wirkstoffe. Danach erwarben viele Hersteller das Recht zur Herstellung von Methandrostenolon-Tabletten, wie sie von da an hießen. 1985 entzog die amerikanische Gesundheitsbehörde allen Firmen das Recht zur Herstellung dieser Tabletten. Der Grund dafür war, daß kein weiterer medizinischer Bedarf für dieses Medikament bestünde. Ciba wurde zudem beschuldigt, Dianabol in der dritten Welt als Appetitanreger zu verkaufen. Nach 1985 übernahmen die Kellerlabors und die mexikanischen Labors die Produktion von D-Bol-Tabletten. Zu den amerikanischen Herstellern von No-Name-D-Bol zählten folgende Labors:

PARR LABS

RUGBY LABS

BARR LABS

BOLAR LABS

Die Produkte dieser Firmen waren von gleichmäßig guter Qualität. Amerikanische D-Bol- Tabletten waren von einer hellblauen Farbe. Europäische D-Bol sind weiß. Die amerikanischen Fälschungen hatten und haben immer noch sehr unterschiedliche Farbschattierungen, sogar von Tablette zu Tablette. Für eine geraume Zeit gab es D-Bol, die in Deutschland mit einem Aufdruck eines amerikanischen Herstellers in Amerika und mit der Adresse eines deutschen Herstellers versehen waren. Beide Hersteller gibt es nicht und gab es nicht. Es liegt die Vermutung nahe, daß ein mexikanischer Hersteller die Tabletten einfach mit verschiedenen Etiketten versah. Diese D-Bol Tabletten waren auch sehr leicht dosiert. Manche unserer Stichproben ergaben zwischen 1,5 und 2mg pro Tablette.

Die europäischen Neroboltabletten waren zu Anfang sehr gut. Das Problem damit war, daß diese Tabletten in drei stärken 1 mg, 2,5 mg und 5 mg hergestellt wurden. Die Tabletten sahen alle gleich aus. Das merkten auch die Schmuggler, sodaß nach kurzer Zeit nur die schwächeren 1 mg und 2,5 mg Tabletten im Verkauf waren. Hinzu kamen die in Deutschland hergestellten Nerobol-Fälschungen.

Die besten Dianabol-Tabletten, die derzeit auf dem Markt sind, sind die thailändischen ANABOL TABLETS. Diese erschienen kurz nach Veröffentlichung von ROIDS NEWS Update Nr.1 in dem ich die Tabletten beschrieb und den Hersteller nannte. Diese Tabletten sind immer noch von sehr guter Qualität und liegen konstant 2-3 mg über den angegebenen 5 mg pro Tablette.

Obwohl D-Bol sehr Leberschädlich sein soll, gibt es in der üblichen 20 mg-Dosierung keine Probleme. Ab 50 mg pro Tag stellen sich oft Hautprobleme ein. Ich persönlich hatte auch bei 100 mg pro Tag (ANABOL TABLETS) keinerlei Probleme. D-Bol wirkt auch Stimmungsverbessernd. In hohen Dosen ist die Wasserretention sehr ausgeprägt. D-Bol aromatisiert stärker als Deca, doch weniger als Anadrol 50. In Kombination mit Deca wirkt D-Bol sehr gut. Man kann schon sagen, wer mit Deca und D-Bol nicht wächst, der sollte besser Golf spielen. Wenngleich D-Bol auch nach wissenschaftlichen Erwägungen keine Sonderstellung einnimmt, so erweist es sich in der

Praxis als außergewöhnlich gutes Medikament. Immer noch ist auch injizierbares D-Bol in den Studios zu finden. D-Bol injekt ist zu teuer, und zu unbequem, als daß es einer Erwähnung wert wäre.

DROLBAN DROMOSTANOLONPROPIONAT 50MG/ML 10ML/FLASCHE LILLY (I)

Drolban wurde 1961 von Lilly und Syntex Mexiko entwickelt und eingeführt. Es handelt sich um synthetisches Dihydromesteron, das allerdings in den USA nicht mehr vertrieben wird. In Deutschland ist es als Masteron und Permastril im Handel. Es ist nicht leberschädlich

DURABOLIN NANDROLONPHENPROPIONAT ORGANON, NEROBOLIL RICHTER 25MG/ML

Schnellere Lösungsform von Deca. Muß 2-3 mal pro Woche injiziert werden. Kaum Wasserretention sonst siehe Deca.

EQUIPOISE, EQUIBOLD, BOLDONE, VEBONOL verschiedene Hersteller, BOLDENON UNDECYCLENAT 25MG/ML 50MG/ML 10 +50ML FLASCHEN (I KI)

Boldenone wurde 1949 von Ciba patentiert, ein Vorreiter von Deca also. Equipoise, kurz EQ, wird von Powerliftern oft benutzt. Es wirkt nicht so wasserretinierend wie Nandrolon und wirkt bei gleicher Dosierung auch schwächer. Bei weiblichen Powerliftern wirkt EQ sehr gut. Dosierungen liegen bei Frauen bei 100 mg pro Woche. Männer benutzen bis zu 500 mg pro Woche. Ich kenne Männer die bei 300 mg pro Woche gute bis sehr gute Erfolge erzielen. Es bleibt zu bedenken, daß EQ aus der Tiermedizin kommt und somit nicht sehr rein ist. Bei vielen Sportler kommt es zum sogenannten Steroidfieber. Die Symptome verschwinden meisten nach einer Woche wieder; falls nicht, muß EQ abgesetzt werden.

EQ ist eines der meistgefälschten Steroide auf dem Markt. Alles EQ auf dem Markt wird mittlerweile in Mexiko hergestellt. Einige Produkte sind gut, andere sehr schlecht und schmutzig. Die besseren Fälschungen sind die als kanadisches EQ beschrifteten Flaschen. In Deutschland besteht immer noch die Möglichkeit, Vebonol bei einem Tierarzt zu erstehen.

ESICLENE FORMEBOLONE, FORMYLDIENON LPB ITALIEN 4MG/2ML 6 AMPULLEN PRO SCHACHTEL. (I+)

Ein sogenanntes Kultsteroid in vielen Kreisen. Esiclene wird dazu benutzt, kleine Muskelgruppen kurzfristig zu vergrößern. Ein gutes Mittel für Waden, Bizeps, Trizeps und Schultern. Dabei werden über einen Zeitraum von 2-3 Wochen jeden Tag oder jeden zweiten Tag 1 Ampulle pro Muskel injiziert. Es sollen maximal 2 Muskelgruppen zugleich behandelt werden. Nach dem Absetzen der Injektionen schrumpfen die Muskelgruppen wieder zu einem Teil. Esiclene eignet sich dazu, zurückgebliebene Muskelgruppen auf Vordermann zu bringen. Dazu kann einmal pro Woche eine Ampulle in die schwache Muskelgruppe injiziert werden. Dies ist als Langzeitbehandlung zu betrachten.

FINAJET 30 HOECHST ENGLAND TRENBOLONAZETAT 30MG/ML

Seit 1980 im Handel. Ein Medikament aus der Tiermedizin. Wie bei EQ kann es unter Fina zu Steroidfieber kommen. Finajet wurde 1988 vom Markt genommen, weswegen ist nicht bekannt. Gerüchteweise habe ein französischer Politiker Finajet auf den Schwarzmarkt geworfen um seine Wiederwahl zu finanzieren. Das Unterfangen ging gründlich in die Hose und die Produktion von Finajet wurde eingestellt. Ein Gerücht wie schon gesagt. Das meiste Finajet jedoch wurde von irgend jemand bei Rousell durch die Hintertür verkauft. Auch ein Gerücht. Trenbolon wird als Parabolan auch für Menschen verkauft. Finajet verleiht, ähnlich wie Anavar großen Kraftzuwachs ohne große Zunahme des Körpergewichtes. Deshalb wird Finajet von Powerliftern bevorzugt. Finajet erzeugt keine Wasserretention, wie z.B. Testosteron oder Anadrol 50. Die Dosierung liegt bei 1 ml 3 mal pro Woche. Sportler, die 1 ml jeden Tag injizieren, erreichen damit sehr großen Masse- und Kraftzuwachs. Finajet verändert die Benutzer. Sie werden sehr oft sehr agressiv. Die oft angesprochene Steroidpsychose hat ihren Ursprung mit Sicherheit bei Finabenutzern. Die Nebenwirkungen von Finajet sind oft sehr stark. Trenbolon ist sehr schädlich für die Nieren! Auch bitch tits sind mit Fina häufig. Fina wird sehr oft gefälscht. Meistens handelt es sich bei den Fälschungen um Testosteron. Möglicherweise resultieren daraus die Brustdrüsenschwellungen, da Original-Fina nicht aromatisiert. Für Frauen ist Fina nicht tragbar, auch nicht in geringen Dosen: sie sollten sich nicht einmal eine leere Fina-Flasche anschauen.

98% des auf dem Markt verkauften Finajet ist gefälscht. Finajet aus Holland ist zumeist umgefülltes

Laurabolin, also Deca. Das mexikanische, gefälschte Fina ist mit 15 mg/ml sehr schwach dosiert.

HALOTESTIN FLUOXYMESTERON 2 MG 5 MG und 10 MG PRO TABLETTE UPJOHN/ENGLAND

Halotestin wurde von Upjohn 1957 eingeführt. Halotestin ist ein starkes, toxisches Steroid. Es wirkt ähnlich wie Parabolan und Finajet. Halo wird von Powerliftern benutzt, die ihr Körpergewicht nicht erhöhen wollen. Für Frauen absolut tabu!

Ich könnte mir vorstellen, daß Halo zusammen mit Primobolan oder Stromba einen guten Stack ergibt. Halotestin hat durch seine spezielle chemische Struktur eine schlechte Ausgangsbasis für die Umwandlung zu Östrogen. Es aromatisiert kaum.

LAURABOLIN NANDROLONLAURAT 50MG/ML (I) INTERVET INTERNATIONAL 50M

Laurabolin ist nur ein länger wirksames Deca-Durabolin. Das Interessanteste an Laura ist der Preis. Die 50 ml Flasche kostet knappe 200 DM

LIPIDEX siehe ANAVAR

MASTERON, MASTERID, DROLBAN DROMOSTANOLONPROPIONAT

50 MG/ML-2ML AMPULLEN 2 AMPULLEN PRO SCHACHTEL SYNTEX (I)

Masteron ist ein synthetisches Dihydrotestosteron. Es aromatisiert nicht und erzeugt keine Wasserretention. Masteron ist stärker androgen als anabol. Masteron ist nicht hepatotoxisch. Masteron wird dazu benutzt, dem Körper vor einem Wettkampf eine optisch größere Härte zu geben. Masteron wird von Sportlern benutzt, die Probleme mit den Brustwarzen haben oder dafür anfällig sind.

MAXIBOL CO-ENZYM B 12 1000MCG/KAPSEL ROUSELL MEXIKO

Maxibol, als Dibencozide bekannt ist ein Nicht-Steroides Anabolikum. Es ist in Deutschland in injizierbarer wie auch in Kapselform erhältlich. Im Gegesatz zu Vitamin B 12, das nur per Injektion wirkt, kann Dibencozide auch oral eingenommen werden.

Die Wirksamkeit als Anabolikum im üblichen Sinne ist umstritten. Dibencozide steht nicht auf der IOC-Dopingliste.

MAXIBOLIN ETHYLESTRENOL 2MG/TABL. (O) ORGANON.

Maxibolin wurde 1964 als Durabolin-O(ral) eingeführt. In Europa ist es als Orabolin im Handel. Maxibolin ist ein Nortestosteronabkömmling. Die Normaldosis liegt zwischen 5 und 10 Tabletten pro Tag. Es aromatisiert nicht, ist aber potentiell hepatotoxisch.

MEGAGRISEVIT CLOSTEBOLAZETAT ORAL 15 MG INJ. 10 MG, beide mit B-Vitaminen ergänzt. FARMITALIA DEUTSCHLAND (I O)

Ich habe noch keinen Sportler kennengelernt, der Megagrisevit benutzt. Somit kann ich mir kein Urteil über das Medikament erlauben.

METHAFURIN "60" (O K)

Kein Steroid einer renomierten Firma. Ein Mittel, das von einer Untergrundfirma hergestellt wird. Falls die Angaben stimmen, eine clevere Kombination. Sie besteht aus 10 mg Methandrostenolon, 10 mg Furosemid (ein Diuretikum, z.B. Lasix im Handel), und 40 mg silymum Marianum (ein Leberschutzstoff aus Mariendistel, z.B. in Legalon), zusammen 60 mg pro Tablette. Durch diese Kombination sollen Wasserretention und Leberschäden vermieden werden. Ein gutes Mittel für Frauen, empfindliche und ältere männliche Sportler. Niemand weiß allerdings, ob diese Angaben den Tatsachen entsprechen!

NEROBOL RICHTER METHANDROSTENOLON siehe Dianabol

NILEVAR SEARLE FRANKREICH NORETHANDROLON 10 MG/TABLETTE, 30 TABLETTEN/GLAS

Nilevar ist der Vorreiter von Anavar und wurde 1956 von Searle eingeführt. Nilevar wirkt ähnlich wie Anavar, aber es aromatisiert. Es wird als Nelevar von Schwarzmarkthändlern als Ersatz für Anavar verkauft. Männer, die diese Kopie benutzen, werden kaum einen Unterschied feststellen, weil es in Kombination mit anderen Steroiden benutzt wird, die die Nebenwirkungen von Nilevar überdecken. Frauen werden einen Unterschied feststellen, weil Norethandrolon aromatisiert.

NOLVADEX TAMOXIFENCITRAT 10MG/TABLETTE ICI (O K)

Dieses Mittelist ein Anti-Östrogen. Es besetzt die Östrogenrezeptoren in den Muskelzellen und verhindert so die Östrogen-Reaktionen von Steroiden, die aromatisieren. In der Schulmedizin wird es zur Behandlung von Brustkrebs bei Frauen verwendet. Bei Bodybuildern wird es als Diät-Hilfe verwendet. Fettabbau wird beschleunigt. 20 mg Nolvadex pro Tag verleihen den Sportlern eine bessere "Härte". Durch

Nolvadex bekommen Frauen oft Menstruationsstörungen. In Frankreich und Mexiko wird Nolvadex in Durchdrückstreifen à 10 Tabletten, 3 pro Schachtel verkauft. Das französische Produkt ist sehr preisgünstig. Nolvadex erhöht die Gonadotropinausschüttung durch eine direkte Wirkung auf den Hypothalamus. Es sollte somit nach dem Anabolika-Zyklus zusammen mit HCG zur Anregung der körpereigenen Hormonproduktion eingesetzt werden. Nolvadex ist zwar leicht nachweisbar, steht aber nicht auf der Dopingliste.

OXANDROLONE SPA siehe ANAVAR

PARABOLAN TRENBOLONE (I KI) NEGMA FRANKREICH 76MG/AMPULLE

Alles, was für Finajet gilt, trifft auch auf Parabolan zu, außer daß Parabolan für die Anwendung beim Menschen hergestellt wird. Somit ist das Auftreten von Steroidfieber seltener. Parabolan ist ein länger wirkendes Finajet. Die Normaldosierung liegt bei 1-2 Ampullen pro Woche. Es kann natürlich auch täglich injiziert werden. Auch Parabolan wird gefälscht. Zum einen sind 4-5 ml-Mehrfachampullen im Umlauf, die mit Sicherheit gefälscht sind, aber einfach zu erkennen. Zum anderen sind Einfachexperten im Umlauf, die den Originalen genau gleichen. Sie sind nur an der Füllmenge von den Originalen zu Unterscheiden. Die Fälschungen enthalten 2 ml, die Originale 1,5 ml Flüssigkeit. Parabolan wird und wurde immer in 76 mg pro 1,5 ml hergestellt. Also, Augen auf!

PERIAKTIN CYPROHEPTADINHYDROCHLORID 4MG/TABL. (O) MERCK, SHARP & DOHME

Periaktin ist ein Antihistamin. Es dient zur Appetitanregung. Viele Steroide unterdrücken den Appetit und geben so das Gefühl, immer satt zu sein. Die Normaldosis liegt zwischen 4 und 16 mg täglich. Periaktin macht manche Menschen sehr müde. Die Müdigkeit verschwindet allerdings nach einer gewissen Einnahmezeit.

PERMASTRIL (I) CASSENE FRANKREICH
siehe Masteron

Der Vorteil von Permastril liegt darin, daß zum gleichen Preis eine Ampulle mehr geliefert wird.

PRIMOBOLAN SCHERING DEUTSCHLAND, MEXIKO

Methenelonazetat und -önanthat. Handelsformen: 30 x 5mg 50 x 25mg 30 x 50mg (Frankreich)

Primobolan ist seit 1961 im Handel. Es ist eines der bekanntesten Steroide in Europa. Das Steroid Nr 1 für Frauen in Europa. Eine Dosierung von 4 x 50 mg pro Tag ist eine normale Dosis für Frauen, die Wettkämpfe bestreiten. In Frankreich sind 50 mg-Tabletten als Buccaltabletten erhältlich, d.h. Tabletten, die unter der Zunge zergehen und somit wirksamer sind. Primobolan aromatisiert nicht und ist nicht hepatotoxisch.

Primobolan ist außer in Tablettenform auch in injizierbarer Form erhältlich. Es gibt Primoinjekt als Azetat- und als Önanthatform. Die Önanthatform hat eine extrem lange Wirkungsdauer. Mehr dazu in ROIDS, anabole Steroide. Polnische Bodybuilder benutzen Primobolan in den "Steroidpausen", um die katabole Stoffwechsellage abzufangen. Das jedenfalls hat mir ein bekannter polnischer Bodybuilder berichtet. Die Dosierungen liegen zu diesem Zweck bei 100-200 mg pro Woche.

PRIMOTESTON DEPOT 100 + 250

siehe TESTOVIRON

PROTABOL (O) DRACO SCHWEDEN THIOMESTERON

Angeblich ein sehr gutes Steroid. Jedoch liegen mir keine genauen Informationen dazu vor. Es wurde außerdem von Chugai labs, Tokio/Japan als EMDABOLIN auf den Markt gebracht.

PROVIRON SCHERING DEUTSCHLAND + MEXIKO MESTEROLON 10 und 25 MG TABLETTEN

Proviron ist ein reines Androgen, das laut wissenschaftlichem Prospekt der Firma auch stark anabol wirkt. Es wird eingesetz bei Impotentia coeundi und anderen Androgenmangelzuständen. Es verbessert die Samenqualität und erhöht die Samenmenge. Es unterdrückt auch in großen Mengen die körpereigene Hormonproduktion nicht. Wenn Sie sich dazu entschließen, eine Familie zu gründen und es "klappt" nicht., versuchen sie es mit Proviron, besser noch, konsultieren sie einen Arzt. Proviron hat auch einen positiven Einfluß auf die Stimmungslage. Zeugungsunfähigkeit wird mit 75-150mg pro Tag über einen Zeitraum von ca. 90 Tagen behandelt, etwa die Länge eines Spermatogenese-Zyklus.

RALABOL siehe Zeranol.

RETIN-A GEL TRETIONIN-LÖSUNG 0,25%/ 15 GRAMM- UND 45 GRAMM-TUBEN weitere Stärken erhältlich. ORTHO LABS

Neben Accutane/Roaccutan das beste Akne-Mittel. Damit gehört Akne der Vergangenheit an. Siehe Kapitel Akne.

STEN TESTOSTERONMISCHUNG siehe TESTOSTERON.

STROMBA STROMBAJEKT STANOZOLOL
5 MG TABL. 50 MG INJ. WINTHROP (O K I KI)

Stromba wurde 1961 von Winthrop eingeführt. Es wurde von Sterling labs in Amerika entwickelt. Es dient zur Wettkampf-Vorbereitung bei BB-Wettbewerben. Laut wissenschaftlichen Untersuchungen ist Stromba kein sehr gutes Medikament. Im klinischen Test wurde dies oft bewiesen. In einem speziellen Test wird die Wirksamkeit eines Anabolikums daran gemessen, wie gut es die katabole Wirkung von Kortison abfängt. Stanozolol reduzierte bei einer Dosis von 60 mg pro kg Körpergewicht den eingeleiteten katabolen Prozeß um lediglich 30%. Zwar handelte es sich um einen Tierversuch, aber die Aussage sollte ihr übriges tun.

In Verbindung mit starken Androgenen ist Stromba ein sehr gutes Medikament. Siehe Finajet oder Kapitel ‘Was für wen’.

SUSTANON 250 siehe Testosteron

SPIROPENT CLENBUTEROL THOMAE

Spiropent ist ein Astmamittel, dessen anabole Wirksamkeit durch den aufgedeckten Kälbermastskandal ans Licht kam. Natürlich interresiert ein solches Mittel dann auch Sportler. Studien haben die anabole Wirkung von Clenbuterol bewiesen. Über einen Zeitraum von 12 Wochen gegeben vergrößert es den Durchmesser der Typ II-Muskelfasern um ca. 40%. Auch der Körperfettgehalt nimmt um durchschnittlich 20% ab. Die Dosis für einen optimalen anabolen Effekt liegt bei 1 mg pro Tag. Clenbuterol steht noch nicht auf der Dopingliste.

STENEDIOL METHANDRIOLDIPROPIONAT

Methandriol wurde 1951 von Organon als Anabolin eingeführt. In Australien gibt es einige Steroide, die Beimengungen von MD haben. Steroide mit MD heißen zB:

DRIVE

GELDABOL

FILIBOL

MD soll andere Steroide wirksamer machen. Ob dies stimmt ist nicht 100%ig zu beweisen. Als einzelnes Steroid ist MD recht unbrauchbar. Seine gute Wirkung als Kombination soll es dadurch entwickeln, daß es sich sehr stark an die Androgen-Rezeptoren bindet und somit mehr der übrigen Anabolika als freies Teststeron in wirksamer Form im Blut bleibt.

TESLAC TESTOLACTON (O) SQUIBB

Teslac ist ein Anti-Östrogen, das im Vergleich zu Nolvadex sehr teuer ist. Eine gute Wirkung zeigt sich erst bei 250-1000 mg pro Tag.

TESTOSTERONE

Testosteron gibt es in vielen unterschiedlichen Formen. Als Tabletten, Spritzen, Zäpfchen, Cremes und Implants. Die injizierbaren Mittel unterscheiden sich in den Lösungsformen. Es gibt wassergelöstes Testosteron und ölgelöstes Testosteron. Das wassergelöste Testo hat eine Wirkungsdauer von ca. 1 Tag. Die ölgelösten Testosterone unterscheiden sich nach Propionat, Cypionat, Önanthat, Phenylpropionat, Isocaproat und Decanoat. Diese Zusätze bestimmen, wie lange das Testosteron im Körper wirksam bleibt. Dies variiert zwischen 2 Tagen und 3 Wochen.

Propionat, Phenylpropionat und Isocaproat sind kürzer wirksam, nämlich 2 Tage bis 1 Woche. Cypionat, Önanthat und Decanoat sind zwischen 1 und 3 Wochen wirksam. Allerdings hängt die Abbaugeschwindigkeit bzw. die Wirkungsdauer auch vom Stoffwechsel des Einzelnen ab.

Die Dosierungen der Spritzen oder Ampullen liegen zwischen 50 mg und 250 mg pro ml. Sportler benutzen oft Unmengen von Testo. Das Dosierungsspektrum reicht von 50 mg pro Woche bis zu 1000 mg pro Tag. Bei Top-Powerliftern sind sogar Dosierungen von bis zu 2000 mg pro Tag üblich.

Der Körper kann Testosteron besser verwerten als die meisten synthetischen Steroide. Bis zu Dosierungen von ca. 500-1000 mg pro Woche treten keine allzu großen Nebenwirkungen auf. Testosterone haben eine gute anabole Wirkung und sorgen gleichzeitig für verbesserte Erholungfähigkeit.

Ein neues Testosteron

Ein neues Testosteron, Testosteron-trans-4-n-butylcyclohexyl-carboxylat, ist ein wassergelöstes Testosteron, das ca. 8 mal länger wirkt als herkömmliches

Testosteronönanthat. Die Wirkungsdauer müßte somit bei 16-20 Wochen liegen.

TESTOSTERON-IMPLANT TESTOSTERON B. P. ORGANON ENGLAND

Hierbei handelt es sich um Tabletten von 50-200 mg pro Stück. Diese werden am Bauch oder Unterarm unter die Haut eingepflanzt. Das Testosteron bleibt ca. 34 Wochen wirksam, soweit man den Hersteller-Angaben glauben kann. Die T-Implants sind nicht für Tiere, sondern für Menschen entwickelt.

TRIACANA LYOTHYRONINE AZETAT (TA3) (O) CREME

Triacana wird wie andere Schilddrüsen-Präparate zur Wettkampfvorbereitung eingesetzt. TA3 ist länger wirksam als einfaches T3. Die Dosierung der Tabletten liegt bei 20+ pro Tag.

TROPHOBOLENE NANDROLONDECANOAT 80 MG + HYDROXYPROGESTERON 80 MG

War für eine geraume Zeit DAS Kultsteroid in Amerika und Europa. Eine seltsame Kombination von Anabolikum und weiblichem Hormon. Für Bodybuilder sicher nicht zu empfehlen.

UNDESTOR ANDRIOL ANDROXON TESTOSTERONUNDECANOAT 40 MG/KAPSEL 60 KPS. PRO PACKUNG (O) ORGANON

Eines der wenigen wirklich neuen Steroide. TU ist erst seit 1978 im Handel. Es ist das fortschrittlichste Testosteron auf dem Markt. TU wird nicht über die Leber abgebaut und aromatisiert nicht. Die Dosierung liegt bei 240 mg pro Tag. TU unterdrückt die körpereigene Hormonproduktion nicht.

ZERANOL RESORCINOLLACTON (O+ I) COMMERCIAL SOLVENTS

Ein östrogenes Anabolikum, das in der Rinderzucht eingesetzt wird. Es wird aus einem Pilz gewonnen, der auf Mais wächst. Das Mittel wird als Implant den

Tieren hinterm Ohr unter die Haut gespritzt. Diese Anwendungsweise ist bei Sportlern nicht zu empfehlen, es sei denn Sie mögen große (4mm Durchmesser!) Kanülen. Bei Sportlern werden diese Implants zermahlen und mit anderen Steroiden injiziert. Falls ihnen die erste Möglichkeit besser gefällt, wünsche ich viel Spaß.

Soweit zu den normalen, handelsüblichen Steroiden. Den Teil über die Testosterone habe ich bewußt etwas kürzer gehalten. In Anbetracht der Vielzahl der Teststeronarten hätte eine ausführlichere Behandlung dieser Substanzen nur große Verwirrung gestiftet. Die Wirkungsweisen von Testosteron sind gleich, egal ob Testosteron Aquosum oder Testosteron Önanthat. Sicherlich gibt es geringfügige Unterschiede, aber eben nur geringfügige, nichts, was eine Ausdehnung des Abschnittes gerechtfertigt hätte.

Die neuen Testosterone, wie z.B. die Implants würden eine genauere Behandlung verdienen. Leider gibt es nicht mehr Informationen als die, die ich geliefert habe. Die Implants bieten natürlich ganz neue Möglichkeiten. Sie halten wirksame Plasmaspiegel schwankungsfrei über viele Monate aufrecht. Durch die unterschiedlichen Stärken der Implants können individuell verschiedene Testosteronspiegel eingestellt werden.

Im nächsten Abschnitt kommen wir zu einer Besonderheit unter den Steroiden.

DIE DESIGNER-STEROIDE

Die Designer-Steroide waren eine Gruppe von Steroiden, die weltweit Aufsehen erregten. Diesen Steroiden wurden wahre Wunderkräfte nachgesagt. Entsprechend waren auch die Preise dieser Wunder in Flaschen recht gesalzen. Je nach Stärke des Wunders zahlte man zwischen 350 und 800 Dollar für 30 ml. Wenn man bedenkt, daß die Händler für 1000 verkaufte Flaschen bis zu 800 000 Dollar brutto kassierten, kann man sich leicht vorstellen, daß es in Amerika über einen gewissen Zeitraum einige Millionäre "gehagelt" hat. Soweit ich mich erinnern kann, haben sich die Amerikaner fast gegenseitig zerfleischt, um an eine dieser Wunderdrogen zu kommen. Dies hatte vor allem mit der sehr unterhaltsamen Beipackliteratur dieser Medikamente zu tun. Diese Beipackzettel, deren Verfasser gewiefte Gaukler waren, waren sehr geschickt verkaufspsychologisch aufgebaut. Selbst wenn ich heute, nachdem ich über diese Mittel aufgeklärt bin, diese Werbebriefe lese, ertappe ich mich dabei, diesen Wundermitteln nachzutrauern. Ach, hätt ich doch nur. Dabei haben wir ja alle schon mal, oder? Zumindest was diese Wundermittel betrifft, hat jeder schon mal. In diesem Kapitel werde ich einen dieser Werbebriefe übersetzen. Die Namen der Mittel waren auch alle sehr technisch, sehr zugkräftig und sehr einprägsam. Derer waren:

BOLASTERON 1-4

DIHYDROLONE 1-4

NORDIETHYLENE 1-4

QUINOLONE

HEXALONE mit Wachstumsfaktor

DIHYDROMESTERONE

Die ersten Produktionen dieser Mittel waren zum Teil überraschend wirksam. Leider nahm die Qualität mit der Zeit rapide ab.

Bei allen Mitteln der DDR-Produktionen handelte es sich um einfache Kombinationen herkömmlicher Steroide. Meistens waren es Mischungen von Deca oder

Testosteron mit anderen handelsüblichen Medikamenten.

Die meisten der aufgeführten Designer-Steroide wurde angeblich von den Crown Labs in England hergestellt. Diese Firma gibt es jedoch nicht.

BOLASTERON DCI HERSTELLER UNBEKANNT

Das Bolasteron der ersten Produktionen war eine Flüssigkeit, die am Boden der Flasche einen Stoff hatte, der sich - ähnlich wie Strombajekt in den 1 ml-Ampullen oder den 50 ml-Flaschen - immer absetzte. Dieses Bolasteron mußte vor dem Aufziehen in die Spritze gut durchgeschüttelt werden, um den Inhalt zu verteilen und dadurch eine Menge des geheimnissvollen Wirkstoffes in die Spritze zu bekommen. Außerdem mußten, ähnlich wie bei Strombajekt, große

Kanülen verwendet werden. Nach und nach verschwand dieser Wirkstoff und die nachfolgenden Bolasterone wurden immer schlechter. Einer meiner Bekannten erbrachte - sicherlich ungewollt - den Beweis dafür, daß Bolasteron Nandrolon enthielt. Er testete positiv auf 19-Nortestosteron.

Die letzten Bolasterone waren Mischungen aus Nandrolon, Testosteron und möglicherweise Oxymetholone. Auch diese Mittel waren gut wirksam. Nicht besser allerdings als herkömmliche Steroide.

Alle Flaschen der DDR-Produktionen waren amerikanischer Herkunft und trugen Kennzeichen von US-Herstellern. Ebenso die Verschlüsse.

DIHYDROLONE HERSTELLER UNBEKANNT

Das DDR-Dihydrolone erwies sich beim Test als Mibolerone, also Cheque-Tropfen. Auch in Dihydrolone war möglicherweise Oxymetholone enthalten.

DIHYDROMESTERONE DIMETHYLTRILONE HERSTELLER UNBEKANNT

Dihydromesterone war ebenfalls eine Mischung aus Nandrolone und Oxymetholone. Der Hersteller des Mittels zerkleinerte handelsübliche Anadrol 50-Tabletten. Um die festen Bestandteile der Tabletten zu verflüssigen, mengte er Propylenglykol bei. Dieses Propylenglykol verursacht starkes Brennen an der Injektionsstelle. Dihydromesterone wirkte zwar, war aber sehr unrein, um nicht zu sagen dreckig.

Vor allem Frauen sprachen sehr gut auf dieses Medikament an. Frauen benutzten ca. 1 ml dreimal pro Woche. Es wurde mit kleinen Insulinnadeln direkt in die zu trainierenden Muskelgruppen injiziert, ähnlich wie Esiclene in Bizeps, Trizeps, Waden oder Schultern. Dihydromesterone ist immer noch erhältlich und wird nach Erscheinen dieses Buches auch in Deutschland auftauchen.

FEMEDROL HERSTELLER UNBEKANNT
NORDIETHYLIN II

Auch dieses Steroid wurde von den Crown Labs, wer immer dies sein mag, in Umlauf gebracht. Es sollte ein Steroid speziell für Frauen gewesen sein. Es sollte keine androgenen Wirkstoffe enthalten, und falls nach Gebrauchsanweisung dosiert, kein Ausbleiben der Regelblutung hervorrufen.

Dieses Mittel sollte in einem 21-Tage-Zyklus benutzt werden, um - ähnlich wie die Pille - eine Regelblutung zu erlauben.

HEXALON STOFFWECHSELAKTIVATOR HERSTELLER UNBEKANNT

Zu diesem Mittel hatten nur wenige Dealer Zugriff. Es war ein sehr giftiges Medikament unbekannter Herkunft und Zusammensetzung. Hexalon erhöhte die Körpertemperatur und erlaubte somit verstärkten Fettabbau. Nur einige wenige Bodybuilder benutzten Hexalon jemals. Zur Zusammensetzung ist nicht viel zu sagen. Die Gerüchte diesbezüglich vermuten als Hauptbestandteil ein GIFT, das in geringer Dosierung die Körpertemperatur erhöht. Die Hauptnebenwirkung von Hexalon ist der Tod, wie bei den meisten Giften. Halb so wild, oder?

Die Anwendung von Giften zur Leistungssteigerung ist bei Powerliftern ein alter Hut. Im Powerlifting wird oft Strychnin benutzt.

NORMETHAZIN HERSTELLER UNBEKANNT

Normethazin ist eine Mischung von 10 mg Testosteron-Propionat und 2,5 mg Oxandrolon pro 2 ml. Ein gutes Mittel für Frauen . Dosierung 2 ml 3 x wöchentlich.

Das wars! Das war PROJEKT MASS, das Anabolikabuch, auf das hoffentlich viele gewartet haben. Ich habe versucht, jeden Aspekt der Steroid-Kontroverse ausgiebig zu beleuchten. Ich habe alle mir zugängliche Information bis zum letzten ausgeschlachtet. Mehr über anabole Steroide zu schreiben, ist zumindest mir unmöglich. Sicherlich wird im Laufe der Zeit neue Informationsmaterial auftauchen. Neue Theorien über den Gebrauch und die Anwendung werden schließlich täglich überall in der Welt erstellt. Ich bin stolz darauf, mit PROJEKT MASS ein Anabolikabuch, nicht ein Handbuch geschrieben zu haben. Ein Traum nahm hiermit Gestalt an, nicht aber Träumereien. Alle Informationen in PROJEKT MASS sind TATSACHEN.

PROJEKT MASS soll nicht als Anleitung zum Steroidgebrauch verstanden werden. Ich hoffe, nicht zu viele Schwierigkeiten mit offiziellen Stellen zu bekommen. Alle Aussagen in PROJEKT MASS sind korrekt. In PROJEKT MASS habe ich zudem meine Meinung über verschiedene Bereiche des Bodybuilding, der offiziellen Stellen, zum Teil über Verbände und deren Macher geäußert. Sicherlich ist vieles sehr provokant, aber ich werde auch vielen Sportlern mit meinen Äußerungen das Wort aus dem Mund genommen haben. Hoffentlich kann ich mit PROJEKT

MASS vielen Sportlern helfen, die richtige Entscheidung im Pro und Kontra des Anabolikazwiespaltes zu treffen. Natürlich erscheint meine Haltung zur Thematik Pro-Anabolika, aber damit bezeuge ich doch letztendlich nur meine Pro-Wahrheits-Einstellung. Schließlich wird in der Szene von offizieller Seite die Wahrheit tunlichst verheimlicht, leider.

Als nächstes Projekt werde ich mich daran machen, die gesammelte Information über Wachstumshormon zu einem Buch zusammenzufügen. Auch dieses Buch wird über den K+V Verlag erscheinen und vertrieben werden.

Viel Glück und eine gute Gesundheit!

Chris Clark

Um an die Quelle zu kommen , muß man gegen den Strom schwimmen.

Stanislaw Jerzylec

Literaturverzeichnis:

Drug Use and Detection

Book und Update , Mauro Di Pascale

ROIDS ,T.C. Clark

Underground Steroid-Handbook , Dan Duchain

The Complete Guide to Powertraining , F.C. Hatfield, Ph.D.

Ergogenesis , F.C. Hatfield

The Steroid Supermen , Jeff Everson

Barry Sadler , Biochemist Colorado Springs , USA

Grundzüge der Endokrinologie

Anabolic Steroids and the Athlet , Taylor

Persönliche Gespräche mit folgenden Firmen:

Searle GmbH, Gruenenthal GmbH, Syntex GmbH, Organon GmbH, Upjohn GmbH, Scgering AG